編集企画にあたって…

病理と聞くと学生時代の難しい試験問題に悩まされた記憶がよみがえり，アレルギー症状をきたす方もおられるのではと想像する．私も学生時代は，解剖学の光学顕微鏡標本はなんとか覚えたが，病理となるといったい何を見ればよいのか見当がつかない状態で，試験はぎりぎりで通過した記憶しかない．縁があって眼科学教室に入局した際に，先輩の先生方が病理所見を見事に読まれて，臨床所見ではわからないところを明らかにされ，診断を確定された現場を多く経験した．病理所見を理解することで，確定診断ができる強みがあることは，読者の皆様も同意されると思う．私自身は基礎の病理学教室で本格的に勉強したことはないが，九州大学眼科学教室で眼病理を学び，そして 1990 年に留学したエルランゲン-ニュルンベルグ大学眼科学教室では，ボスのナウマン教授が眼病理の専門家で，標本に触れて勉強する機会は多かった．ナウマン教授は常々「臨床と病理の相関」が大切だと述べておられた．この教えは，私もまったく同意していたので，これまで機会があれば，病理標本を観察してきた．眼病理を知ることは，眼疾患の病態にかなり迫ることができ，疾患の理解の助けになることは，今まで数多く経験してきた．読者の皆様に，そのことを理解してもらいたい意図で本企画を編集した．本特集の「知らないでは済まされない眼病理」では，それぞれの専門領域で臨床と病理に造詣が深い先生方に原稿を執筆していただくことができた．目次を見ていただければ，眼周囲，および主な眼疾患について臨床と病理の両面からの十分な知識が得られる特集であることは，すぐに理解していただけるものと思われる．ご多忙にもかかわらず，執筆していただいたライターの先生方に深謝するとともに，本特集が読者の皆様の診療の糧となり，さらに若手の眼科医の先生方の眼病理への興味を抱かせるものとなれば幸いである．

2022 年 7 月

久保田敏昭

KEY WORDS INDEX

和 文

欧 文

WRITERS FILE

（50 音順）

大島　浩一
（おおしま こういち）

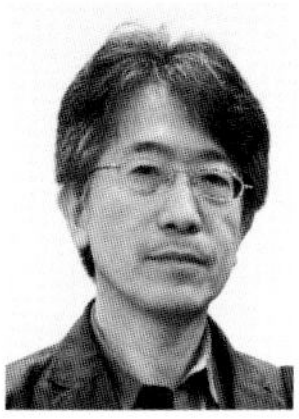

1979年　岡山大学卒業
1983年　同大学大学院医学研究科修了
　　　　尾道市立市民病院
1985年　岡山大学付属病院，助手
1991年　同，講師
1994年　国立岡山病院（現，岡山医療センター）眼科，医長
2020年　同，非常勤医師

鈴木　茂伸
（すずき しげのぶ）

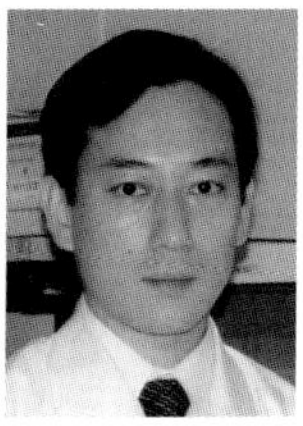

1993年　東京大学卒業
　　　　同大学医学部附属病院，研修医
1994年　同大学眼科入局
1995年　大宮赤十字病院
1998年　東京大学医学部附属病院，助手
2002年　国立がんセンター中央病院
2006年　同病院眼科，医長
2010年　国立がん研究センター中央病院眼腫瘍科，科長

田邉　美香
（たなべ みか）

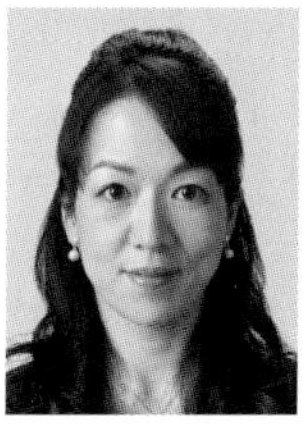

2003年　長崎大学卒業
　　　　九州大学眼科入局
2005年　福岡市立こども病院眼科，レジデント
2007年　九州大学病院眼科，医員
2010年　聖隷浜松病院眼形成眼窩外科（国内留学）
2011年　九州大学病院眼科，医員
2016年　同，助教
2019年　日本眼腫瘍学会，理事
2021年　日本眼形成再建外科学会，理事

久保田敏昭
（くぼた としあき）

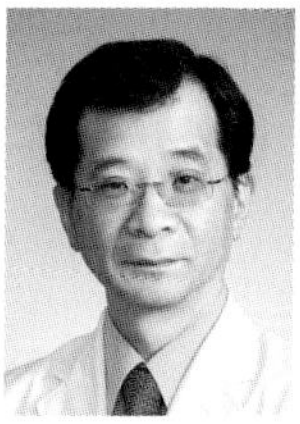

1982年　九州大学卒業
　　　　同大学眼科入局
1988年　同大学医学部大学院修了
　　　　同大学眼科，助手
1990～92年　ドイツエルランゲン-ニュルンベルグ大学留学
1995年　九州大学眼科，講師
1999年　国立病院機構長崎医療センター眼科，医長
2004年　産業医科大学眼科，助教授
2009年　大分大学眼科，教授

高木　健一
（たかき けんいち）

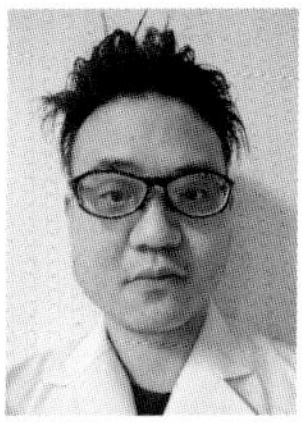

2005年　九州大学卒業
　　　　同，初期研修医
2006年　国立小倉病院，初期研修医
2007年　九州大学眼科，医員
2008年　別府医療センター，医員
2009年　小倉医療センター眼科
2014年　九州大学眼科，医員
2017年　小倉医療センター眼科
2021年　高木眼科医院，副院長

久冨　智朗
（ひさとみ としお）

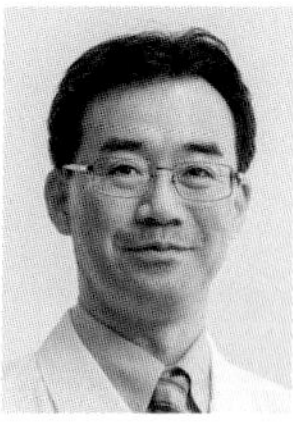

1996年　九州大学卒業
1999年　同大学大学院医学研究院
2005年　米国 Harvard 大学マサチューセッツ眼科耳鼻科病院，研究員
2011年　国立病院機構九州医療センター眼科，科長
2016年　九州大学病院眼科，講師
2018年　同大学大学院眼病態イメージング講座，准教授
2019年　福岡大学筑紫病院眼科，診療部長／准教授

後藤　　浩
（ごとう ひろし）

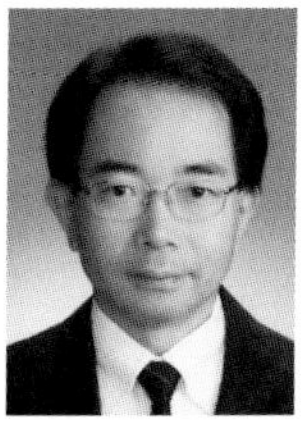

1984年　東京医科大学卒業
1988年　米国 USC Doheny 眼研究所，研究員
1993年　東京医科大学眼科，講師
2002年　同，助教授
2006年　同，教授
2007年　同，主任教授

髙橋　寛二
（たかはし かんじ）

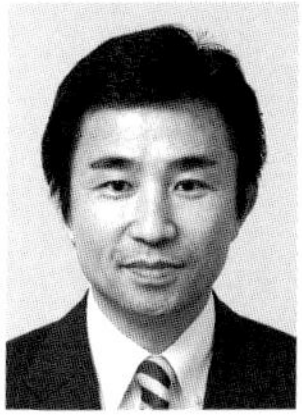

1984年　関西医科大学卒業
1989年　同大学，助手
1990年　米国イリノイ大学留学（眼病理学教室）
1993年　関西医科大学，講師
2004年　同大学香里病院，部長
2005年　同大学，助教授
2008年　同，教授

村田　敏規
（むらた としのり）

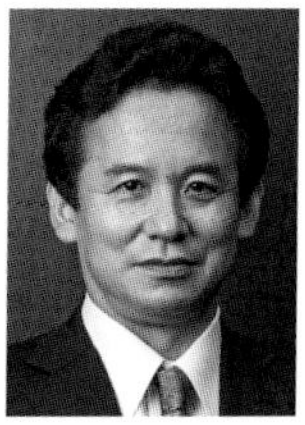

1986年　九州大学卒業
1992年　同大学大学院修了，医学博士　テーマ「網膜血管新生」
1996年　カリフォルニア大学 Doheny Eye Institute 留学
1998年　ハーバード大学留学
1999年　九州大学眼科，助教
2004年　信州大学眼科学教室，教授
2019年　糖尿病眼学会，理事長

武田　篤信
（たけだ あつのぶ）

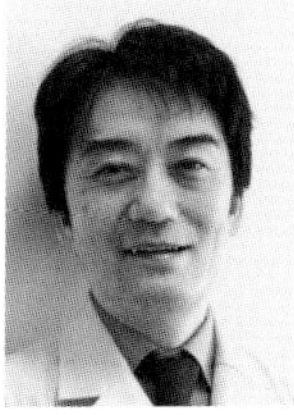

1996年　九州大学卒業
　　　　同大学眼科入局
2003年　同大学大学院医学系研究科，博士課程修了
2005～07年　米国ケンタッキー大学眼科留学
2010年　九州大学大学院医学研究院眼科，助教
2016年　国立病院機構九州医療センター眼科，科長
2020年　九州大学大学院医学研究院眼科，講師
2022年　同，准教授

山田　直之
（やまだ なおゆき）

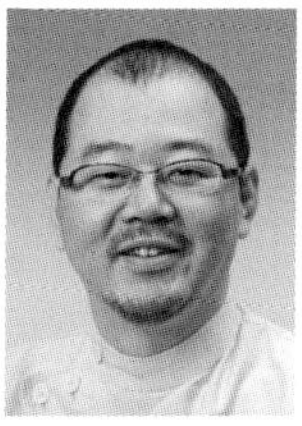

1998年　山口大学卒業
2004年　同大学大学院医学研究科修了，医学博士
2006年　同，助手
2007年　同，助教
2011年　同，学部内併任講師
2017年　同，講師

知らないでは済まされない眼病理

編集企画／大分大学教授　久保田敏昭

Monthly Book
OCULISTA
編集主幹／村上　晶　　高橋　浩　　堀　裕一

CONTENTS

No.114 / 2022. 9◆目次

「OCULISTA」とはイタリア語で眼科医を意味します．

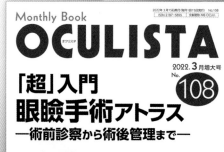

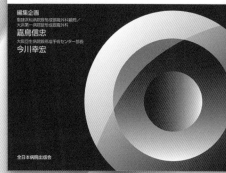

MB OCULI. No. 114：1－9, 2022

特集／知らないでは済まされない眼病理

一般眼科医が知っておくべき眼窩内腫瘍

OCULISTA

大島浩一*

Key Words： 皮様囊腫(dermoid cyst), 血管腫(hemangioma), 神経鞘腫(schwannoma), 悪性リンパ腫(malignant lymphoma), 多形腺腫(pleomorphic adenoma), 腺様囊胞癌(adenoid cystic carcinoma)

Abstract：眼窩内病変の種類は多様である．良性腫瘍，悪性腫瘍，腫瘤を形成する非腫瘍性病変等，いろいろな病変が存在する．これらを診断するにあたり，もっとも確実と思われる方法は病理診断である．

多様な病変を扱うにあたり，診療目標を一言で表現するとすれば，「医学的介入を行うことにより，患者を安心させ，生活の質を向上させる」ということになるであろう．現実には，個々の症例に応じて診療目標が設定される．

高齢者の増加に伴い，高齢の眼窩悪性腫瘍患者が増えつつある．しかし，すべての患者が医学的介入の対象となるわけではない．例えば，全身状態が不良な患者，あるいは重度の認知症患者等は，診断・治療の対象となりにくい．

この状況のなかで，一般眼科医にできることは何か．1つは眼窩内腫瘍を早期にみつけて，専門家に紹介することである．2つ目は，経過観察を専門家と協力しながら行うこと，すなわち治療に伴う合併症を管理し，再発を早期に発見することである．

本稿は文献1の文章に加筆訂正したものである．図は本稿初出のものである．

眼窩腫瘍とは[1)]

眼窩骨と眼窩隔膜により囲まれた空間が眼窩である．眼窩，涙道および眼窩骨から発生した腫瘍を，眼窩腫瘍と考える．

眼窩腫瘍の種類

眼窩腫瘍の種類は多い．一方，眼腫瘍の専門家にとっても，生涯に経験できる眼窩腫瘍の症例数はさほど多くない．しかし多様な眼窩腫瘍のうち主要な4種類の腫瘍を知っていれば7割の眼窩腫瘍症例に対応できる．さらに6種類を知っていれば9割の症例に対応できる[2)3)]．皮様囊腫(図1)，血管腫(図2)，神経鞘腫[4)]や神経線維腫[5)]等の神経系腫瘍(図3)，涙腺多形腺腫[6)]，涙腺腺様囊胞癌[7)8)](図4)，リンパ増殖性疾患[9)]等，頻度の高い腫瘍は，適切に画像診断できれば比較的容易に鑑別できる．良悪性は，病変の増大するスピード，浸潤傾向，骨破壊の有無等を参考に判断する．成人と小児では，発生しやすい腫瘍の種類が異なるので，注意が必要である．

最も頻度が高い眼窩腫瘍は悪性リンパ腫(図5)である[10)]．眼窩悪性リンパ腫のうち8割以上は低悪性度リンパ腫で比較的予後が良い．しかし1～2割は高悪性度リンパ腫である．またIgG4関連眼窩炎症や特発性眼窩炎症等の炎症性疾患は，初期の臨床像が悪性リンパ腫に類似しているので，注意が必要である．鑑別には病理診断が必須である．眼窩悪性リンパ腫，IgG4関連眼窩炎症，特発性眼窩炎症を総称して，眼窩リンパ増殖性疾患と

* Koh-ichi OHSHIMA，〒701-1192　岡山市北区田益1711-1　岡山医療センター眼科

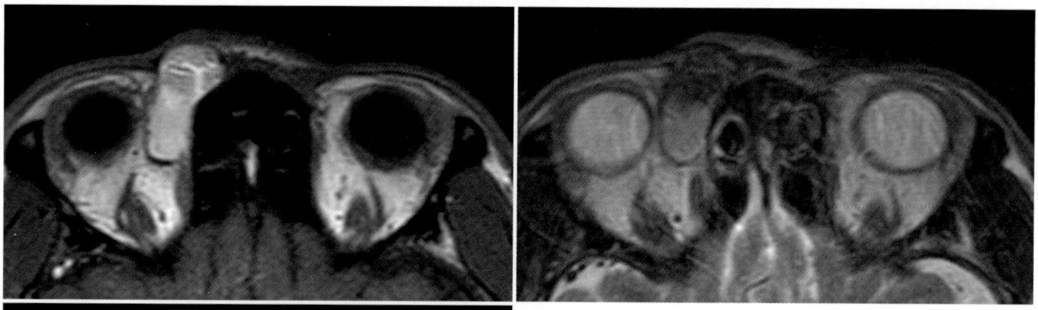

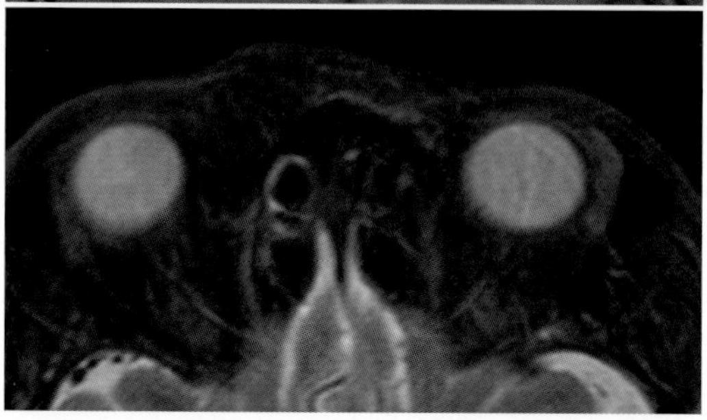

図 1.
皮様囊腫
右側眼窩の鼻側で筋円錐外に境界明瞭な腫瘤があり，眼球を耳側へ圧排している．T1 強調像で高信号域と淡い低信号域が混在している．T2 強調像では淡い高信号域と低信号域に分かれている．ただし T2 強調像でみられる高信号域は，脂肪抑制画像で信号強度が低下しているから，脂肪成分と考えられる．腫瘍摘出後の病理診断は皮脂腺を含む皮様囊腫であった．囊腫壁の皮脂腺から分泌された脂肪が内部に貯留していたと考えられる．

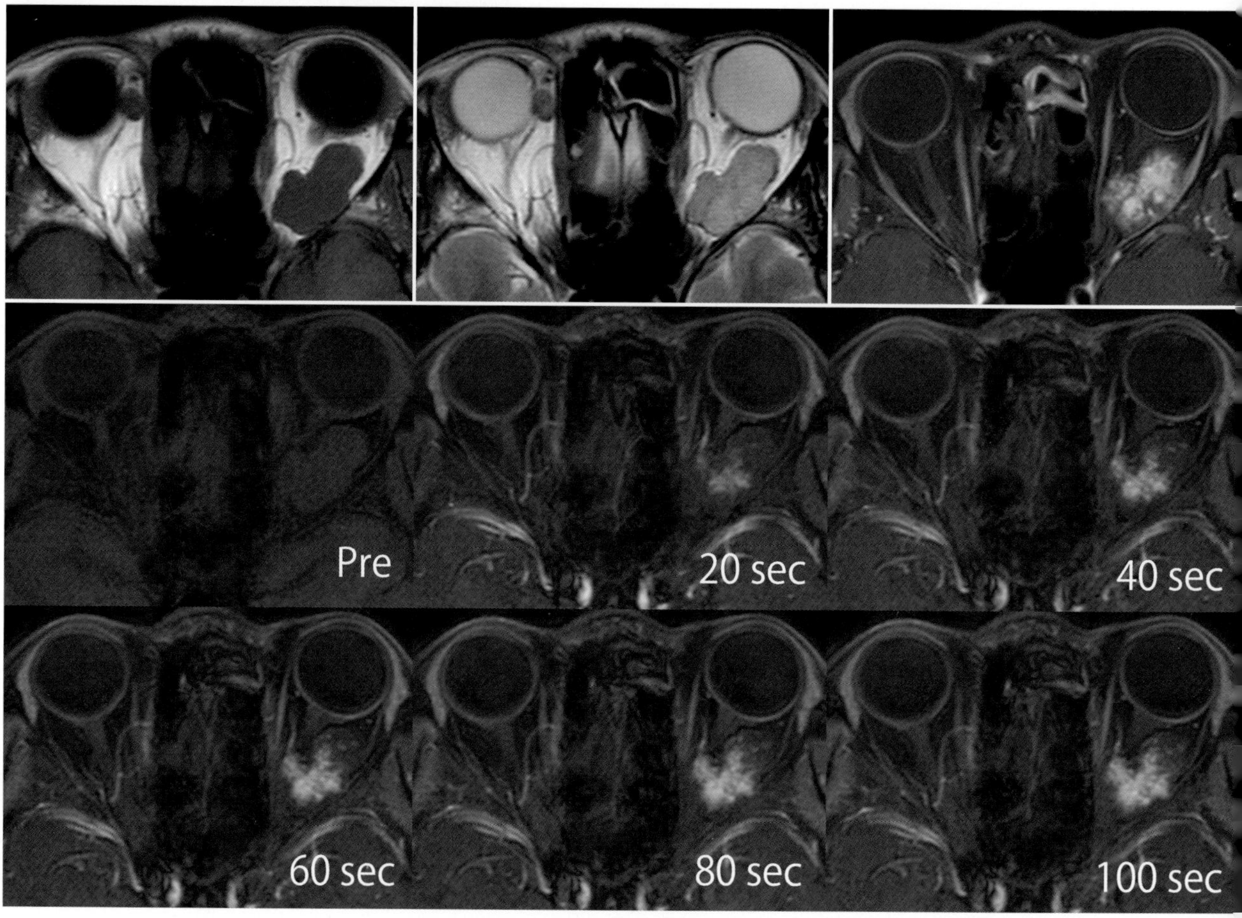

図 2. 血管腫

a | b | c
d

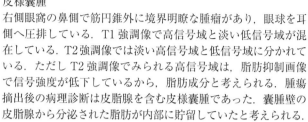

a ～ c ：血管腫(海綿状血管腫あるいは静脈奇形)．左側筋円錐内で，視神経の背側から耳側にかけて，いびつな形の腫瘍がある．T1 強調像で均一な低信号，T2 強調像で均一な高信号を呈し，ガドリニウムで強く造影される．
MRI 水平断．a：T1 強調像，b：T2 強調像，c：ガドリニウム造影

d ：血管腫 dynamic study．造影剤を注入した直後から腫瘍の一部が造影され(20 sec)，造影される腫瘍の範囲が時間とともに拡大している．これは血管腫に特徴的な造影パターンである．

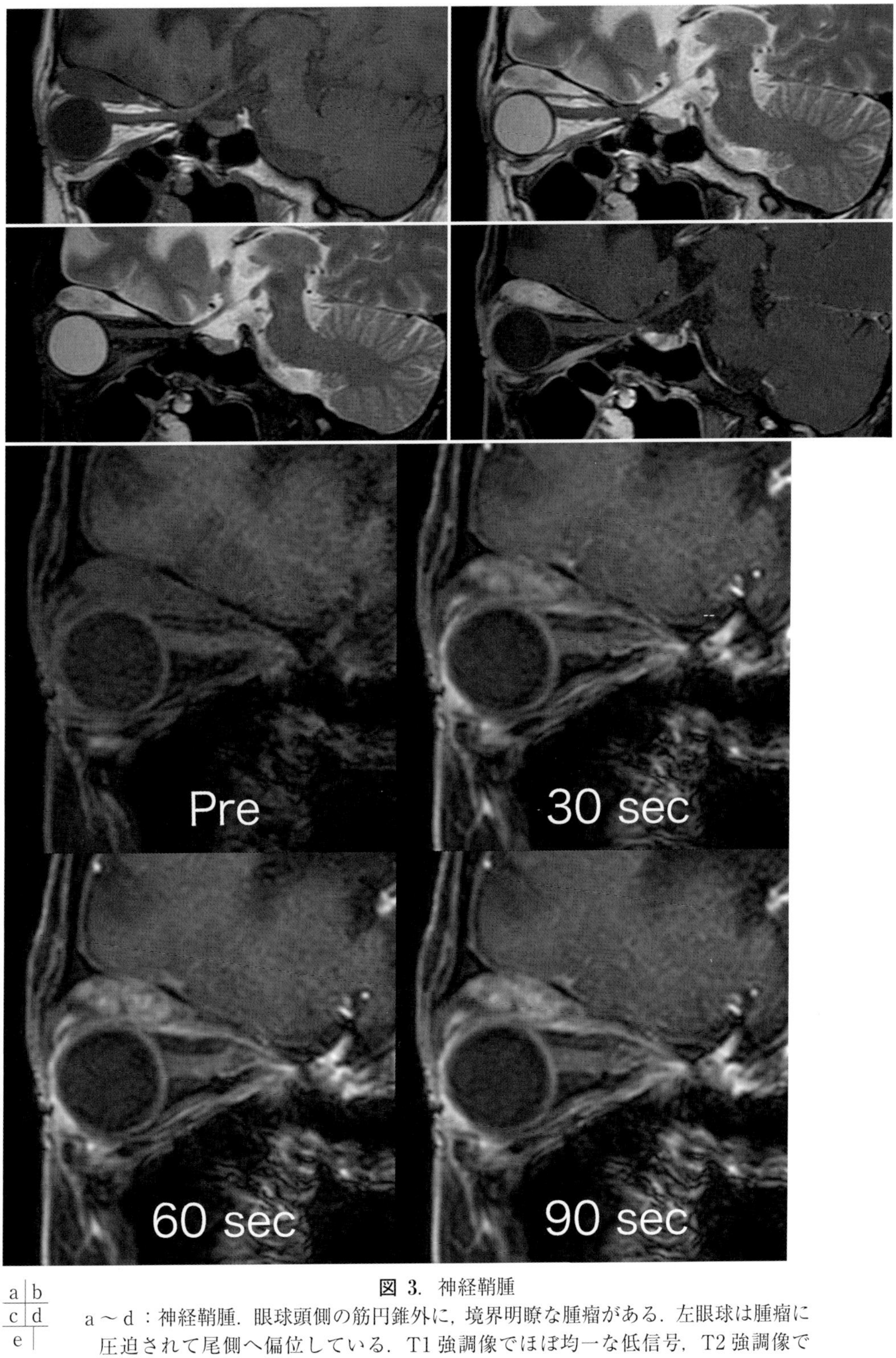

図 3. 神経鞘腫

a	b
c	d
e	

a～d：神経鞘腫．眼球頭側の筋円錐外に，境界明瞭な腫瘤がある．左眼球は腫瘤に圧迫されて尾側へ偏位している．T1 強調像でほぼ均一な低信号，T2 強調像で高信号と淡い高信号が混在している．ガドリニウムで不均一に造影される．
MRI 矢状断．a：T1 強調像，b：T2 強調像，c：T2 強調像(脂肪抑制)，
d：ガドリニウム造影

e：神経鞘腫 dynamic study．造影剤を注入した直後から腫瘍全体が(不均一ながら)造影され(30 sec)，造影強度が時間とともに強くなっている．これは神経系腫瘍でよくみられる造影パターンである．

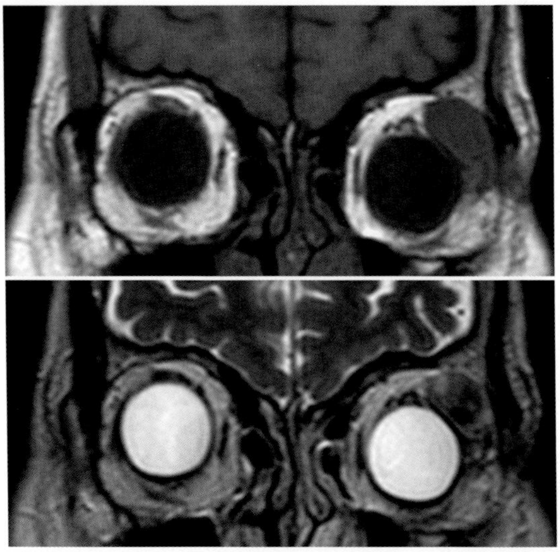

a/b

図 4.
涙腺腺様嚢胞癌
左側涙腺部に，長径約 3 cm の境界明瞭な腫瘍がある．T1 強調像で均一な低信号を呈しているが，T2 強調像で低信号と淡い高信号が混在している．左眼球は下鼻側に圧排されている．
MRI 前額断．a：T1 強調像，b：T2 強調像

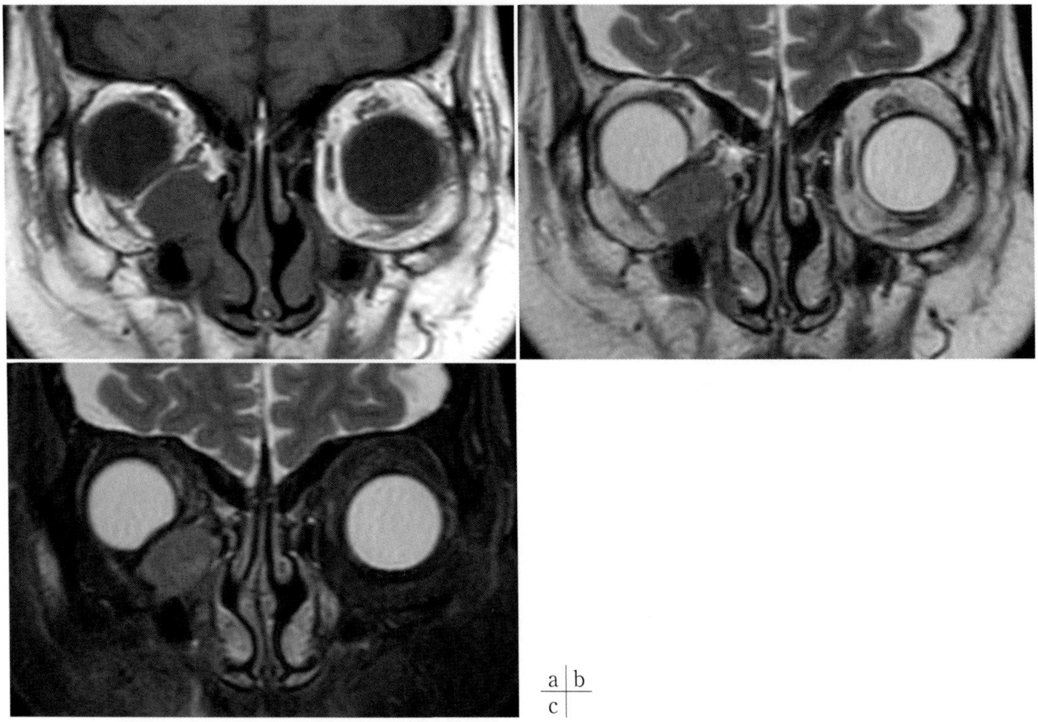

a | b
c

図 5. 悪性リンパ腫(びまん性大細胞型 B 細胞性リンパ腫)
右側涙嚢部を中心に境界明瞭な腫瘍があり，鼻涙管から鼻腔へ浸潤している．T1 強調像，T2 強調像ともに低信号である．右眼球は上耳側に強く圧排され，変形している．
MRI 前額断．a：T1 強調像，b：T2 強調像，c：T2 強調像(脂肪抑制)

呼ぶ[9]．

眼窩リンパ増殖性疾患は画像上，涙腺炎，外眼筋炎，眼窩蜂巣炎，後部強膜炎，視神経周囲炎等に類似した所見を呈する．感染症をはじめとする炎症性疾患，転移性悪性腫瘍，サルコイド肉芽腫，Wegener 肉芽腫症等とも鑑別が必要である[11]．

眼窩腫瘍診療の目標

良性眼窩腫瘍と悪性眼窩腫瘍では，治療目標が異なる．

1．良性眼窩腫瘍

眼窩腫瘍を取り除くことにより，眼瞼腫脹，眼球突出，眼球偏倚等を改善し，あるいは眼球運動

障害等の機能障害を軽減させることを目指す．こうして患者のQOL(生活の質)を改善する．

良性眼窩腫瘍の治療では，腫瘍をすべて除去して完治させることが望ましい．しかし治療の合併症として醜形を残し，あるいは視力低下，視野異常，眼球運動障害，両眼性複視を生じるようでは本末転倒である．治療計画を立てる際に，患者とよく相談して最適な治療方法を選択しなければならない．

2．悪性眼窩腫瘍

眼窩腫瘍を取り除くことにより，眼窩およびその周囲組織の破壊と全身転移を阻止することである．これにより第一に患者の生命予後を改善することが原則である．次にできるだけ見た目を良くし，最後に視力低下，視野異常，眼球運動障害，両眼性複視等の機能障害を残さないことを目指して，患者のQOLを改善する．

3．医学的介入に適さない患者

高齢者の増加に伴いがん患者も増えている．眼窩原発の悪性腫瘍患者および転移性眼窩腫瘍の患者が増えていくと予想できる．しかし，すべての眼窩腫瘍患者が診断・治療の対象となるわけではない．例えば，全身状態が不良なため全身麻酔による重篤な合併症が懸念される患者に対して，全身麻酔下で診断・治療を行うことはできない．あるいは重度の認知症患者で，医療者が期待するように自制できず，予期しない重大な事故が生じる危険性が高い場合には，診断・治療の対象となりにくい．

眼窩腫瘍の診断

1．診断の目的

眼窩腫瘍診断の目的は，治療計画を立案するための根拠を得ることである．

主訴は，「患者が眼科医に何を望んでいるか」ということを理解するうえで重要である．我々は患者の要望をしっかりと踏まえたうえで，病態を正しく説明しなければならない．現病歴を丁寧に聴取することも重要である．過去に治療を受けた腫瘍の既往歴を知ることにより，転移性眼窩腫瘍という診断に至ることができるかもしれない．

肉眼所見等の臨床所見は，眼窩腫瘍を疑う契機になる．流涙，眼瞼腫脹は非特異的な徴候であるが，眼窩病変の初期症状として高頻度に出現する．眼球突出，眼球偏倚，両眼性複視は，眼窩腫瘍に随伴する症状として重要である．触診を行い，眼瞼皮下や耳前・顎下・頸部リンパ節に無痛性腫瘤がないか確かめることも大切である．

眼窩腫瘍を疑う症例に対しては，まず適切な画像診断を行い腫瘍の種類を予測するべきである．皮様囊腫，血管腫，神経鞘腫，視神経髄膜腫等は，典型的であればかなり正確に画像診断できる．画像診断の次の段階として，(必要に応じて)部分生検または全摘出して病理診断を明らかにする．ただし涙腺多形腺腫を疑う場合には，部分生検は禁忌であり，初回手術で一塊として全摘出するべきである．

2．診断に必要なリソース

眼窩腫瘍のみならず眼窩病変は，直接視認できないので診断が難しくなる．眼窩腫瘍の症状は多様であるが，初期症状として重要な所見は「眼瞼腫脹」と「流涙」である．「眼瞼腫脹」と「流涙」はありふれた徴候であるが，原因を明らかにできない場合には，眼窩病変の可能性も考慮すべきである．さらに眼窩病変を疑う場合には，触診して眼瞼皮下の硬結の有無を確かめるべきである．

眼窩腫瘍を疑う症例では，画像診断が必要であり，MRIとCTが特に有用である．腫瘍と眼窩骨の位置関係を把握し，あるいは骨浸潤の有無を知るためにはCTスキャンが必要である．全身転移の有無を知るためには，PET-CTが有用であるが，CTスキャン，ガリウム・シンチグラフィーも参考になる．

しかし一般眼科医は画像をオーダーすることに慣れておらず，さらに撮影された画像を読影することは困難であろう．通常は放射線科医に読影を依頼することになる．しかし眼窩病変の症例は比較的少なく，放射線科医にとっても経験不足のため，必ずしも適切に読影できないことがある．患者には，眼窩腫瘍に罹患している可能性があることを説明したうえで，眼腫瘍の専門家を紹介するのが良い．

試験切除を行うにあたり，留意すべき点は以下のとおりである[12]．

まず眼窩腫瘍の取り扱いに慣れた眼科医が，試験切除するべきである．そして信頼できる病理診断医が必要である．

眼窩腫瘍を，外来診察室の片隅で試験切除することは推奨できない．手術室で手術用顕微鏡で観察しながら切除するべきである．術後出血には注意が必要である．手術終了時に止血が完了していたとしても，術後数日間は厚めのガーゼ眼帯で眼瞼全体を圧迫して再出血を防ぎ，術後5日間程度は安静を保つよう患者を指導するのが良い．

3．病理診断における問題点

手術中に病変を挫滅すると，病理診断できなくなる．病理診断を外注する場合には，「切り出し」が適切に行われない可能性がある．稀ではあるが，標本の紛失・取り違えもありうる．

眼窩腫瘍の治療

1．治療に必要なリソース

眼窩腫瘍の治療方法は，観血的手術，放射線照射，および抗がん剤による薬物療法である．

1）観血的手術[13]

全身麻酔下に手術できる環境が必要である．手術用顕微鏡を用いるべきであるが，照明装置付きルーペを装着して手術操作を行うこともできる．手術用顕微鏡は，対物レンズの焦点距離が25～30 cmで，鏡筒を前後・左右に傾斜できるものが必要である．

術者には，一般的な眼形成外科の知識・技術が要求される．そのうえで眼窩の外科解剖学に通じていなければならない．

2）放射線治療

放射線治療を行う場合には，放射線照射装置と放射線治療医が必要である．眼窩病変では，リニアックを用いてX線を照射することが多い．通常は角結膜・水晶体を含む眼球を保護することはできない．サイバーナイフや重粒子線による治療を選択しても，眼球を完全に保護することはできない．

3）薬物療法[14]

高悪性度リンパ腫や眼窩横紋筋肉腫に対して抗がん剤治療を行う際には，血液内科医や腫瘍内科医に依頼しなければならない．

2．治療における問題点

良性腫瘍では，治療(原則として観血的手術)に伴う合併症を回避するよう努力しなければならない．悪性眼窩腫瘍では，腫瘍の種類により多様な治療方法が選択される．涙腺腺様囊胞癌に対する眼窩内容除去術のように，高度な合併症を避けられない場合もある．治療計画を立てる際に，患者とよく相談して最適な治療方法を選択しなければならない．

眼窩腫瘍の経過観察

1．治療前の経過観察

いろいろな事情により手術を受けたくない，あるいは手術の困難な症例もある．このような症例に対しては，良性腫瘍か悪性腫瘍かを区別するため，定期的にMRIを撮影して経過観察することがある．比較的急速に大きくなる場合や周囲の正常組織を破壊しながら浸潤性に増大する場合には，悪性腫瘍の可能性を考えて，どのように対応するか患者と相談するべきである．

良性腫瘍や低悪性度の眼窩悪性リンパ腫では，病理診断の後に積極的な治療を行わず，経過観察のみを行うこともある．定期的にMRIを撮影し，もし悪化することがあれば，治療を促すことになる．

2．治療後の経過観察

腫瘍治療に伴う合併症を管理し，腫瘍再発・転移の有無をチェックするために経過観察を行う．

1）治療に伴う合併症の経過観察

術後1か月以内では，主として治療に伴う合併

a
b
c

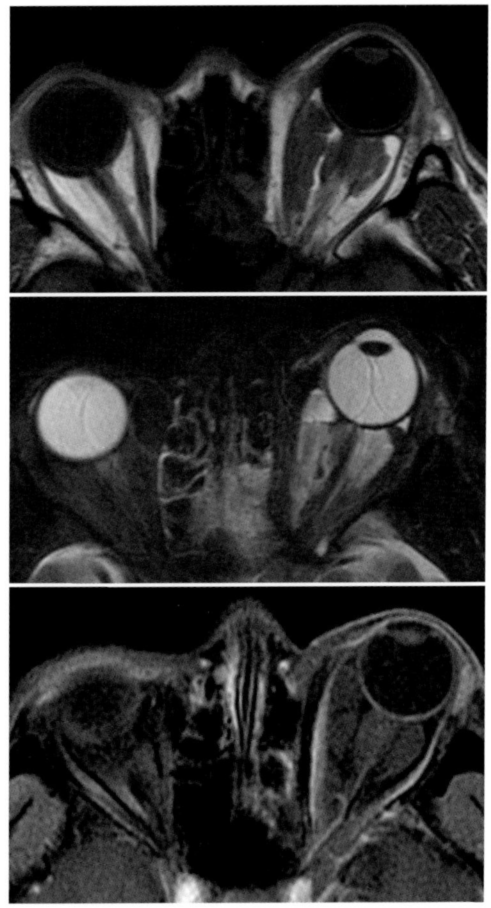

図 6.
リンパ管腫
左眼球後方の筋円錐内に，複数の不定形腫瘤がある．拡張した脈管を思わせる形態である．左眼球は腫瘤に圧迫されて突出している．T1 強調像で低信号，T2 強調像で一部は強い高信号を，他の部分では不均一ながら淡い高信号を呈している．ガドリニウムでまったく造影されない．
脈管を思わせる形態と信号強度を示す病変であるが，造影効果が認められないことから，リンパ管腫と画像診断できる．
MRI 水平断．a：T1 強調像，b：T2 強調像（脂肪抑制），c：ガドリニウム造影

症をチェックする．眼科的合併症は，術後の涙液分泌減少，視力低下，視野障害，開瞼障害，眼球運動障害等である．

a）良性腫瘍を摘出した場合

術後 1 週間は，術後感染と術後出血に留意すべきである．開瞼障害，眼球運動障害を生じた場合，修正手術を行うか否かの判断は，術後 6 か月を過ぎてから行うのが良い．病変を完全に除去できる症例も少なくはないが，その一方で複雑なリンパ管腫（図 6）のように，病変を残したまま経過観察しなければならない病変もある．

b）放射線治療を行った場合

放射線治療後には眼瞼皮膚炎，角結膜炎，脱毛，放射線白内障等を生じる．照射線量が増大するに従い，後述の重篤な合併症が増える．

一般的には，低悪性度リンパ腫に対しては 30 Gy 程度の X 線照射を，上皮性悪性腫瘍に対しては 50 ないし 60 Gy 程度の X 線照射を行う．放射線障害の重症度には個人差があるが，照射開始して 2〜3 週間目から皮膚炎が生じる．ステロイド眼軟膏等を塗布して対処するが，重症である場合には皮膚科医に相談するべきである．X 線照射部位に脱毛をきたすが，30 Gy 程度であれば 6 か月もすれば回復する．晩期合併症としての放射線白内障は白内障手術により治療できるが，照射終了後 1 年間程度は白内障手術を控えるのが無難であろう．糖尿病患者では，晩期合併症として放射線網膜症を発症する危険性が高くなる．糖尿病患者に 40 Gy 以上照射した場合，網膜全体に虚血をきたす危険性があるため，特に注意が必要である．網膜症発症前に汎網膜光凝固を行うこともある．50 Gy 以上の X 線を照射した場合，角結膜・水晶体をはじめ，眼球がかなり強く傷害され，併発白内障，角膜穿孔，網膜虚血，新生血管緑内障等を生じ，失明・眼球癆に至る可能性が高い．眼痛を除くために眼球摘出を余儀なくされる場合もある．

c）眼窩内容除去術を行った場合

顔貌の変形に伴う患者と家族の心理的ストレス

は推し量るべくもない．しかしこれも6か月，1年と時間が経過するにつれて，徐々にではあるが受容できるようになるであろう．当初は，術創をガーゼで覆うのが良い．眼窩骨表面がほぼ上皮化したと判断できれば，清潔を保つために，1週間に1回程度は湿らせた綿で清拭する．患者は自分自身が眼窩表面に触れることに対して不安を抱くが，不安感は徐々に薄らいでいく．そうなれば患者自身が，入浴中にシャワーで眼窩表面を洗浄できるようになる．患者が希望すれば，エピテーゼ作成業者を紹介してエピテーゼを作成し，装着することもできる．

2）腫瘍再発・転移のチェック

a）良性腫瘍を摘出した場合

眼窩海綿状血管腫や神経鞘腫が完全摘出できていれば，術後3か月目頃にMRIで確認してから，経過観察を終了すれば良い．ただし完全に摘出できていない場合や何らかの合併症を生じている場合には，これに対する経過観察が必要である．

一方で涙腺多形腺腫を手術した場合には，完全摘出できたと思っていても，念のため10年間程度は経過観察するよう推奨したい．術後経過観察の頻度に，一定の決まりはない．筆者は術後3か月目頃にMRIで確認したのちに，1～2年ごとにMRIで再発をチェックしている．

b）悪性腫瘍を治療した場合

経過観察の頻度に，一定の決まりはない．筆者は，治療後5～10年までは眼窩部MRIを定期的に撮影して再発をチェックし，PET-CTを定期的に撮影して転移をチェックしている．

再発・転移をチェックするために，眼瞼皮膚や所属リンパ節の触診を怠ってはならない．経過観察中に眼瞼腫脹を生じた場合には，再発の可能性も考慮すべきである．

3）経過観察に必要なリソース

治療に伴う眼科的合併症が自然回復するかどうか，一般眼科で経過観察できる．斜視や眼瞼下垂が6か月以上経過しても改善しない場合には，眼位矯正手術や眼瞼下垂手術の専門家に委ねるのが良い．

30 GyまでのX線照射では，合併症も比較的軽度であるため，一般眼科で経過観察することも可能であろう．ただし放射線治療後の晩期合併症として，放射線白内障と放射線網膜症には，注意が必要である．また照射線量が増加した場合の合併症は，しばしば難治である．

再発，再燃をチェックするための画像診断(眼窩部MRI，眼窩部CT，全身のPET-CT等)は，できれば眼腫瘍専門施設に依頼するのが望ましい．ただしアクセスに問題がある場合には，近隣の施設に依頼するのもやむを得ない．原因不明の眼瞼腫脹をみた場合には，眼窩腫瘍の再発を忘れてはならない．

文　献

1）大島浩一：腫瘍の診療概論・Ⅲ 眼窩腫瘍．知っておきたい眼腫瘍診療(大島浩一，後藤　浩編)，医学書院，pp. 15-22，2015.
Summary　眼窩腫瘍をはじめ，眼窩領域の腫瘍に対する基本的な考え方を述べている．

2）Garrity JA：The tumor survey. Henderson's Orbital Tumor(Garrity JA, Henderson JW, Cameron JD), 4th ed, Lippincott Williams & Wilkins, Philadelphia, pp. 23-32, 2007.
Summary　眼窩腫瘍に関する世界的名著の1つ．

3）Shikishima K, Kawai K, Kitahara K：Pathological evaluation of orbital tumours in Japan：analysis of a large case series and 1379 cases reported in the Japanese literature. Clin Experiment Ophthalmol, **34**：239-244, 2006.

4）大島浩一：神経鞘腫．眼科プラクティス 24 見た目が大事！眼腫瘍(後藤　浩編)，文光堂，pp. 122-123，2008.

5）大島浩一：神経線維腫．眼科プラクティス 24 見た目が大事！眼腫瘍(後藤　浩編)，文光堂，pp. 124-125，2008.

6）大島浩一：多形腺腫．眼科プラクティス 24 見た目が大事！眼腫瘍(後藤　浩編)，文光堂，pp. 106-107，2008.

7）大島浩一：腺様嚢胞癌．眼科プラクティス 24 見た目が大事！眼腫瘍(後藤　浩編)，文光堂，pp. 108-109，2008.

8) 大島浩一：涙腺の腫瘍．眼科学第３版（大鹿哲郎ほか編），文光堂，pp. 621-626，2020.
9) 大島浩一：眼窩におけるリンパ増殖性疾患．MB OCULI，**1**：37-43，2013.
Summary 眼窩におけるリンパ増殖性疾患を，網羅的に解説している．
10) 大島浩一：眼窩 MALT リンパ腫・眼窩びまん性大細胞型リンパ腫．眼疾患アトラスシリーズ第３巻 外眼部アトラス（野田実香，渡辺彰英編），総合医学社，pp. 253-255，2019.
11) 大島浩一：眼窩炎症性疾患の診断（総論）．眼形成手術，専門医のための眼科診療クオリファイ 29（嘉島信忠，渡辺彰英編），中山書店，pp. 364-374，2016.
12) 大島浩一：眼窩腫瘍の生検．眼手術学＜1＞ 総論・眼窩（大鹿哲郎，後藤 浩編），文光堂，pp. 351-355，2014.
13) 大島浩一：眼窩腫瘍手術の適応．眼手術学＜1＞ 総論・眼窩（大鹿哲郎，後藤 浩編），文光堂，pp. 316-320，2014.
14) 大島浩一：眼窩部悪性腫瘍の治療方針と後療法の考え方．臨床眼科，**67**：310-317，2013.

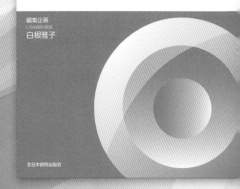

MB OCULI. No. 114：11－20, 2022

特集／知らないでは済まされない眼病理

眼瞼腫瘍

OCULISTA

田邉美香*

Key Words： 脂漏性角化症(seborrheic keratosis)，母斑(nevus)，霰粒腫(chalazion)，脂腺癌(sebaceous carcinoma)，基底細胞癌(basal cell carcinoma)，メルケル細胞癌(Merkel cell carcinoma)

Abstract：代表的な眼瞼悪性腫瘍には脂腺癌，基底細胞癌，メルケル細胞癌がある．良性腫瘍では，脂腺癌，メルケル細胞癌との鑑別が重要な霰粒腫や，基底細胞癌との鑑別を要する母斑と脂漏性角化症等がある．眼瞼腫瘍の良悪性を見分けるポイントとしては，悪性腫瘍では睫毛脱落，マイボーム腺の消失，瞼板の破壊等，正常組織の破壊がみられることや，腫瘍の形状が複雑で表面不整であることが挙げられる．また，悪性の場合は不規則に走行する血管，口径不同を伴った血管が腫瘍の表層に目立つこともしばしば鑑別に有用な情報となる．悪性を疑う場合は積極的に生検を行うか，然るべき施設に紹介し，早期診断・早期治療を目指す．

はじめに

眼瞼腫瘍は日常診療のなかで頻繁にみられる疾患であり，その大部分は良性腫瘍である[1)]が，なかには生命にかかわる悪性腫瘍も混在しているため，悪性を念頭に注意深く診察することが大切である．眼瞼は前葉である皮膚，後葉である瞼板，結膜からなる．そのため，皮膚由来の腫瘍のみならず，瞼板由来，結膜由来の腫瘍が発生する．結膜由来の腫瘍(乳頭腫や扁平上皮癌)は結膜腫瘍の稿を参照されたい．本稿では，良悪性の鑑別のポイントと頻度の高い腫瘍について臨床的特徴と病理組織を解説する．

良性腫瘍と悪性腫瘍の鑑別について

眼瞼腫瘍の良悪性を見分けるポイントとしては，悪性腫瘍では睫毛脱落，マイボーム腺の消失，瞼板の破壊等，正常組織の破壊がみられるということや，腫瘍の形状が複雑で表面不整であることが挙げられる．また，悪性の場合は不規則に走行する血管，口径不同を伴った血管が腫瘍の表層に目立つこともしばしば鑑別に有用な情報となる．さらに，腫瘍が経時的に増大傾向であれば悪性を疑う根拠となるため，サイズ判定のためにも写真を撮って比較するのが良い．写真を客観的に観察することで，異常血管等に気づくこともある．また霰粒腫と脂腺癌の病悩期間を比較した報告[2)]では，病悩期間が60日以上は脂腺癌を疑う所見としている．

ただ，睫毛脱落や瞼板破壊等の所見は，霰粒腫等の炎症性疾患でも時に同様の所見をみることがあり，判断が難しい場合は生検をすることを勧める．2019年のLancet Oncologyでは，60歳以上の典型的でない霰粒腫や慢性片側性眼瞼炎は脂腺癌を疑い生検する必要があることが強調されている[3)]．

良性腫瘍

以下，各腫瘍について，臨床写真と病理組織像を解説する．

* Mika TANABE，〒812-8582　福岡市東区馬出3-1-1　九州大学病院眼科，助教

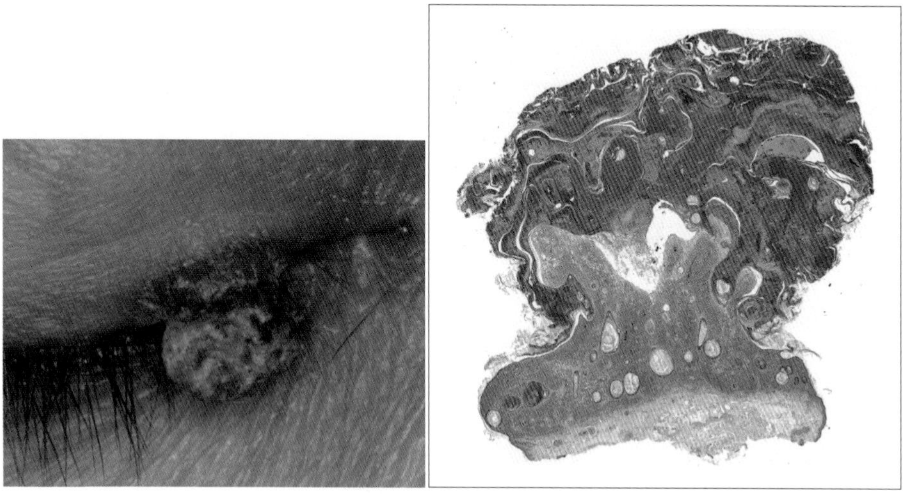

図 1. 脂漏性角化症①
表皮は過角化と呼ばれる角質の増生とともに，上皮の肥厚がみられる.

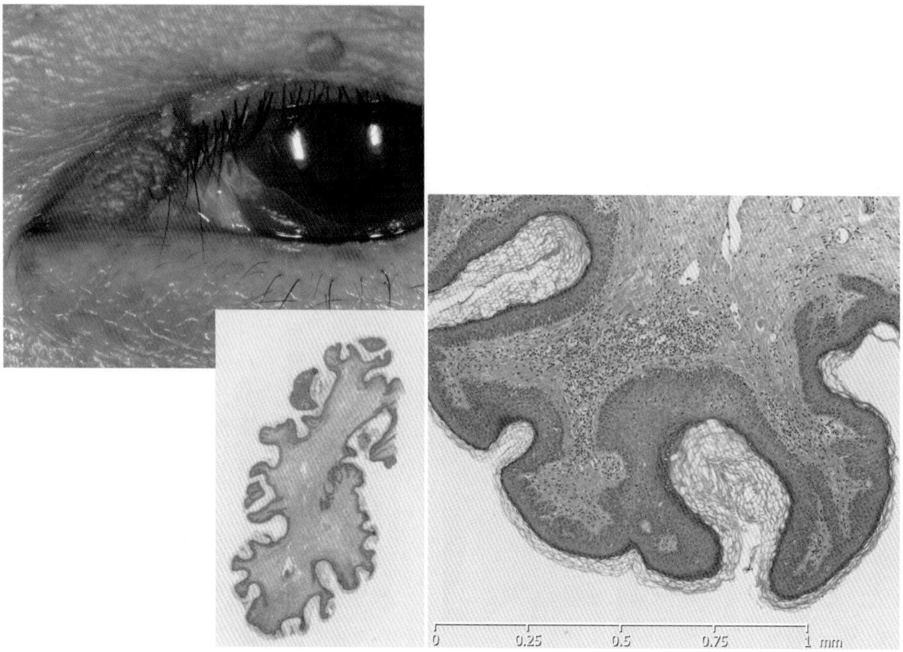

図 2. 脂漏性角化症②
松笠様の病変. 肥厚した上皮が乳頭状を呈する.

1．皮膚由来の良性腫瘍

1）脂漏性角化症(seborrheic keratosis)(図 1，2)

老人性疣贅(verruca senilis)ともいう. 睫毛線上，あるいはそれより皮膚側に生じることが多い. 境界明瞭で淡褐色～黒褐色の，表面がガサガサした隆起性の腫瘍である. このガサガサは，表層が角化していることによる. しばしば表面に角質が付着しており，その角質が脱落し出血することもある.

病理組織では，表皮は過角化と呼ばれる角質の増生とともに，上皮の肥厚がみられる. 肥厚した上皮は乳頭状を呈する.

2）母斑(nevus)(図 3)

眼瞼腫瘍のなかで最も頻度が高い腫瘍である[1]. 眼瞼縁が好発部位である[4]. 外観は黒褐色であることが多いが，時に無色素のものもある.

病理組織では，腫瘍細胞が表皮下で増殖してい

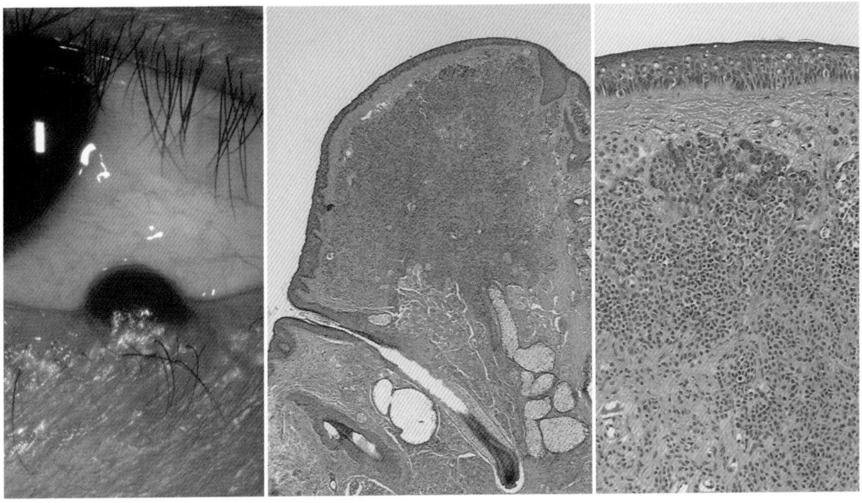

図 3. 母斑
真皮浅層では数個の母斑細胞からなる胞巣を形成し，真皮深層ではやや小型化し，個細胞性に散らばる．

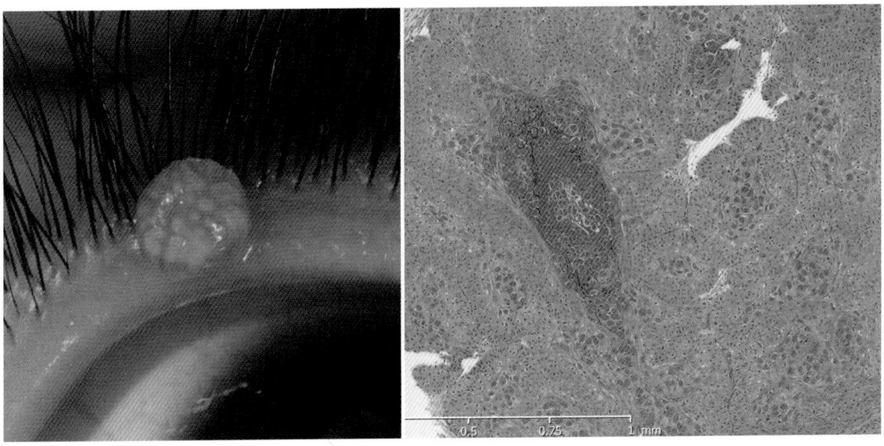

図 4. 伝染性軟属腫
好塩基球性細胞質内封入体が観察される．この封入体のことを Henderson-Patterson bodies と呼ぶ．

るのがわかる．そのため，臨床的に表面はツルツルした光沢を帯びていることが多い．真皮浅層では数個の母斑細胞からなる胞巣を形成し，真皮深層ではやや小型化し，個細胞性に散らばる．

3）伝染性軟属腫（molluscum contagiosum）（図 4）

ポックスウイルスが原因となって発生する感染症である．一般的には小児にみられるウイルス感染症だが，高齢者，免疫抑制状態の患者等，成人にもみられることがある．HIV 患者（5～10％）および小児アトピー性皮膚炎（18％）で発生率が高い．検眼鏡的に"サッカーボール"状の光沢のある球形の腫瘤が眼瞼縁にみられるのが特徴的である．

病理組織では好塩基球性細胞質内封入体が観察される．この封入体のことを Henderson-Patterson bodies と呼ぶ．

4）黄色腫（xanthoma）（図 5）

眼瞼黄色腫は上下眼瞼（上眼瞼：下眼瞼＝7：3）の内眼角にみられる黄色調の柔らかい，扁平な隆起性病変であり，痛みやかゆみは伴わない．50 歳以降の人に比較的多くみられ，その特徴的な臨床像から診断は比較的容易である．発生のメカニズムは，酸化した LDL の低比重リポ蛋白を貪食したマクロファージ由来の泡沫細胞が真皮内に浸潤

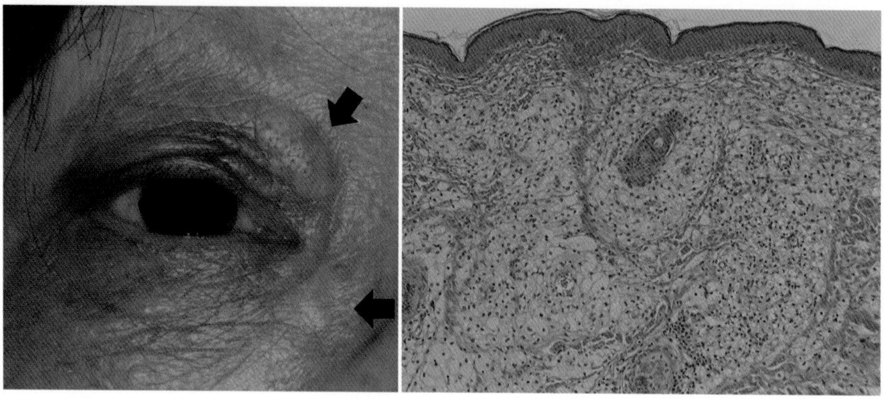

図 5. 眼瞼黄色腫

表皮直下に大型の組織球(泡沫細胞)が増殖する所見がみられ，炎症細胞の浸潤を伴っていることもある．

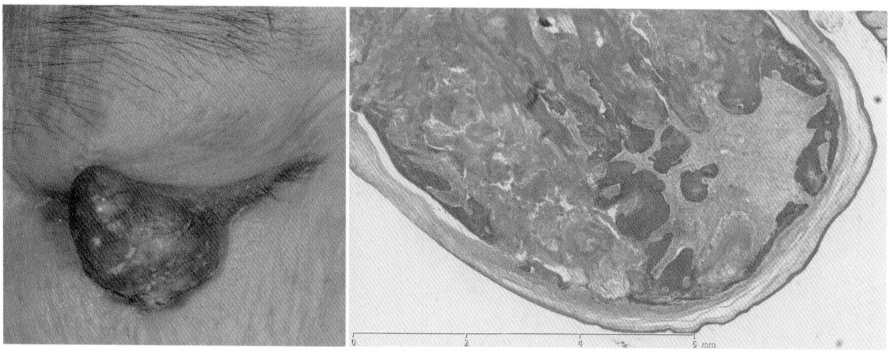

図 6. 毛母腫①

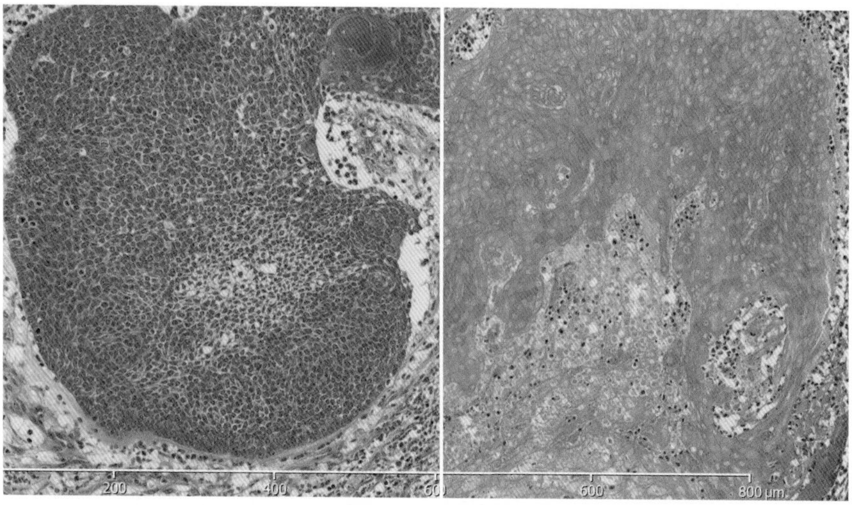

図 7. 毛母腫②

好塩基性細胞(basophilic cell)と陰影細胞(eosinophilic shadow cell)とから構成されているが，両者の移行帯がみられることもある．好塩基性細胞は正常毛器官では外毛根鞘，毛母組織を模倣していると考えられ，陰影細胞は毛皮質，内毛根鞘組織を模倣していると考えられる．陰影細胞に強い石灰化傾向がみられ，この病名の由来となっている．

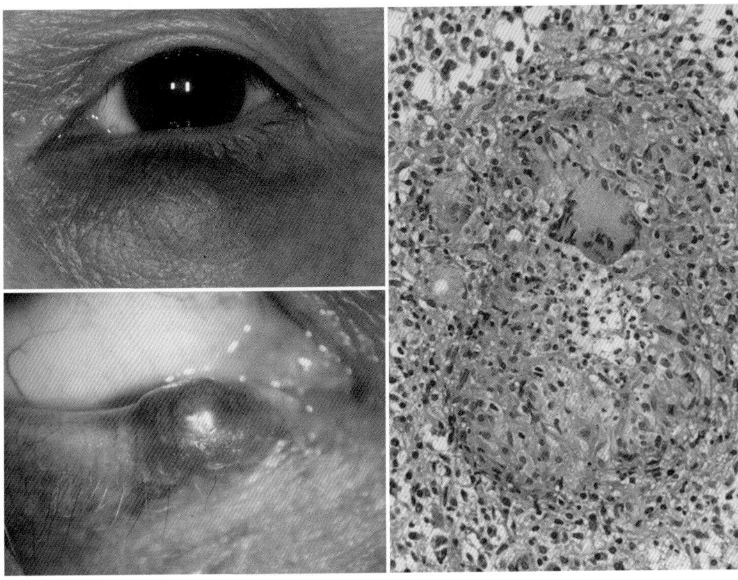

図 8. 霰粒腫．類上皮肉芽腫と多核巨細胞
脂肪滴やマクロファージ由来の類上皮細胞や多核巨細胞の浸潤を中心にリンパ球や形質細胞の浸潤を伴う慢性肉芽腫性炎症の像がみられる．

して結節状の病変を形成するといわれている[5]．

病理組織では，表皮直下に大型の組織球(泡沫細胞)が増殖する所見がみられ，炎症細胞の浸潤を伴っていることもある[6]．

5）毛母腫(pilomatrichoma, pilomatrixoma)(図 6，7)

石灰化上皮腫(calcifying epithelioma)ともいう．正常皮膚に覆われた弾性硬の可動性腫瘤で，顔面(頭皮，眉毛部，眼瞼)に好発する毛包系の腫瘍である．毛母細胞から発生する．若年者の上眼瞼が好発部位であり，発症のピークは生後20年以内とされている[7]．毛母腫は臨床的に誤診されることが多く，文献調査によると，毛母腫の術前診断の正確さは，0～30％であることが示されている[8]．

診断に有用な所見として，“teeter-totter”と“tent sign”がある[7)8]．“teeter-totter”とは，病変の一方の縁を押すことで，反対側の縁が皮膚から突出する所見のことである．“tent sign”とは，腫瘍上の皮膚を伸ばすことで，病変上の複数の面を示すことができるというものである．いずれも皮膚は正常で皮膚との癒着はないこと，腫瘍自体は硬くて不整形をしているためと考えられる．

病理組織では好塩基性細胞(basophilic cell)と陰影細胞(eosinophilic shadow cell)とから構成されているが，両者の移行帯がみられることもある．好塩基性細胞は正常毛器官では外毛根鞘，毛母組織を模倣していると考えられ，陰影細胞は毛皮質，内毛根鞘組織を模倣していると考えられる．陰影細胞に強い石灰化傾向がみられ，この病名の由来となっている．

また，極めて稀ではあるが，毛母腫が悪性化して特異な特徴を持つ毛母腫癌になることがある[9)10]．毛母腫の治療は完全切除である[7)11]．

2．瞼板由来の良性腫瘍

1）霰粒腫(chalazion)(図 8)

霰粒腫はマイボーム腺の脂質に対する非感染性の慢性肉芽腫性炎症と定義される．一般に，無痛性の発赤を伴った硬結と表現されるが，その臨床像は多彩である．結膜側に隆起する場合は，結膜下に黄色調の腫瘤を認める．マイボーム腺から発生する悪性腫瘍である脂腺癌との鑑別が重要である．

病理組織では脂肪滴やマクロファージ由来の類上皮細胞や多核巨細胞の浸潤を中心にリンパ球や形質細胞の浸潤を伴う慢性肉芽腫性炎症の像がみられる．

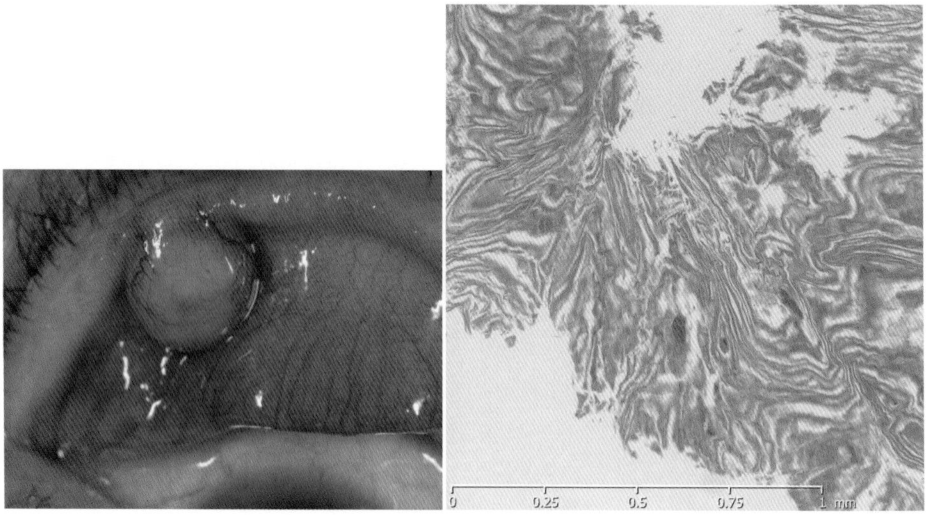

図 9. 瞼板内角質嚢胞①
扁平上皮に覆われた嚢胞のなかに，角質を含んだ像となっている(右：嚢胞内容物).

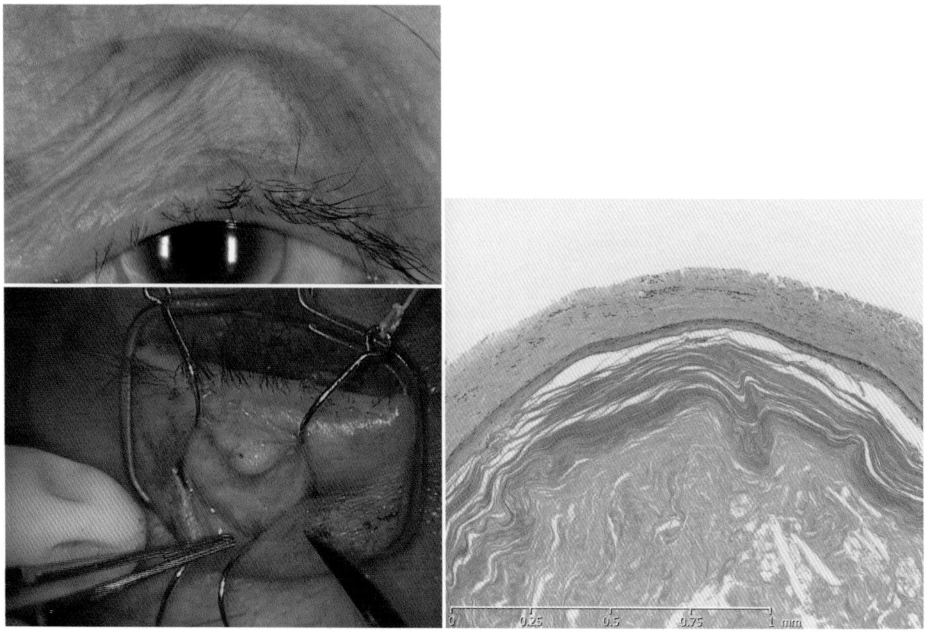

図 10. 瞼板内角質嚢胞②
腫瘤は瞼板と連続している.

2）瞼板内角質嚢胞(intratarsal keratinous cysts of the meibomian gland)(図 9，10)

瞼板内角質嚢胞は 2010 年に Jakobiec らによって提唱された[12]．臨床的には瞼板の眼瞼結膜側に境界明瞭な白色で隆起した滑らかな腫瘤を認めることが多い．周囲の炎症は伴わない．瞼板から皮膚側に隆起した場合は，眼瞼皮下の炎症を伴わない腫瘤を呈し，皮膚との癒着はない．病変を切開すると乳白色の角質のような物質が出る．切開のみでは再発し，しばしば繰り返す霰粒腫と誤診されることがある．治療としては嚢胞壁の開放，または嚢胞ごと摘出するのが良い．

病理組織では扁平上皮に覆われた嚢胞のなかに，角質を含んだ像となっている．

3）脂腺過形成(hyperplasia of sebaceous gland)(図 11，12)

マイボーム腺から発生する充実性の白色～黄白

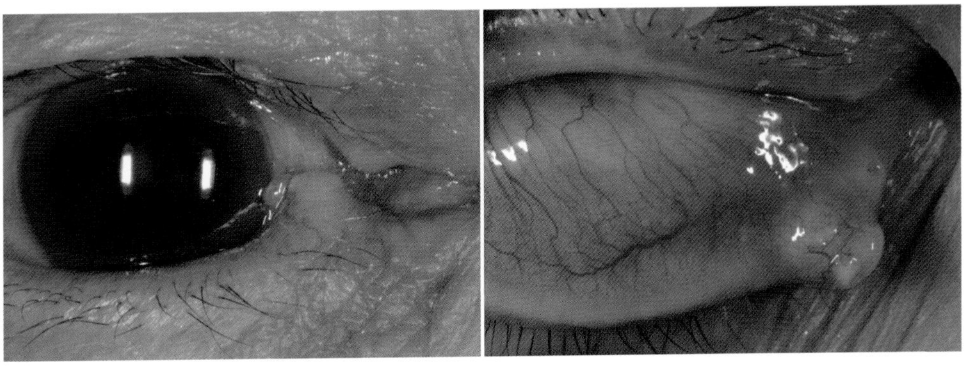

図 11. 脂腺過形成①

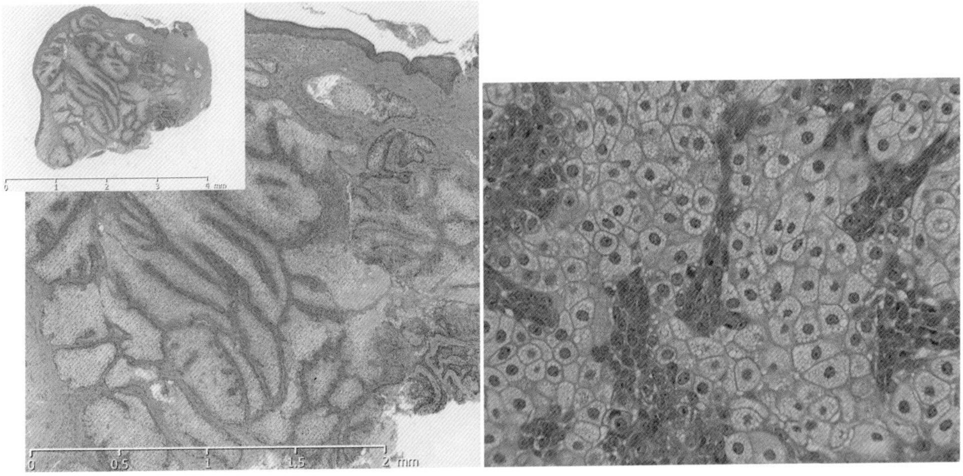

図 12. 脂腺過形成②

ほぼ正常な構造の脂腺組織が胞巣状に増殖し，胞巣の周辺に基底細胞があり，中央に脂肪滴を持つ成熟細胞を認める．ある程度構造秩序が保たれている．脂腺過形成と脂腺腺腫の区別は難しい点もある．

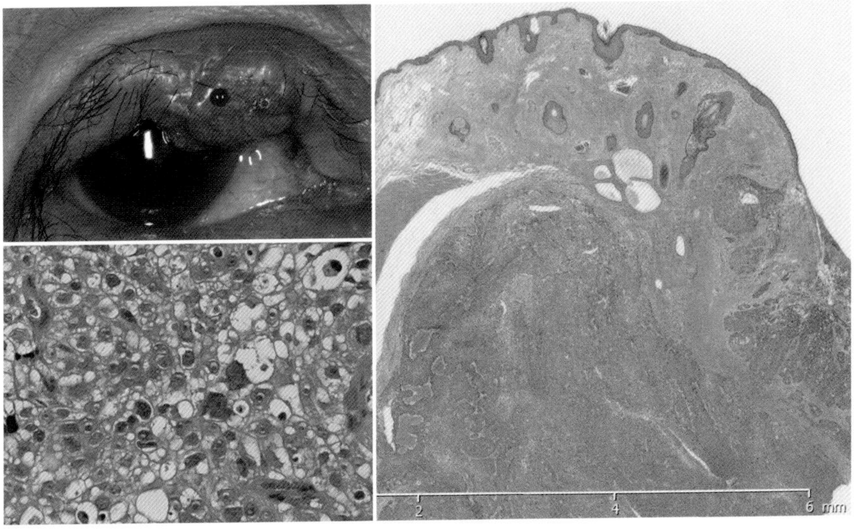

図 13. 脂腺癌

空胞を含んだ大きな胞体と異型核を有する細胞の増殖がみられ，多数の核分裂像が観察される．免疫染色では脂腺由来の腫瘍であることを示す adipophilin 染色が陽性になる．

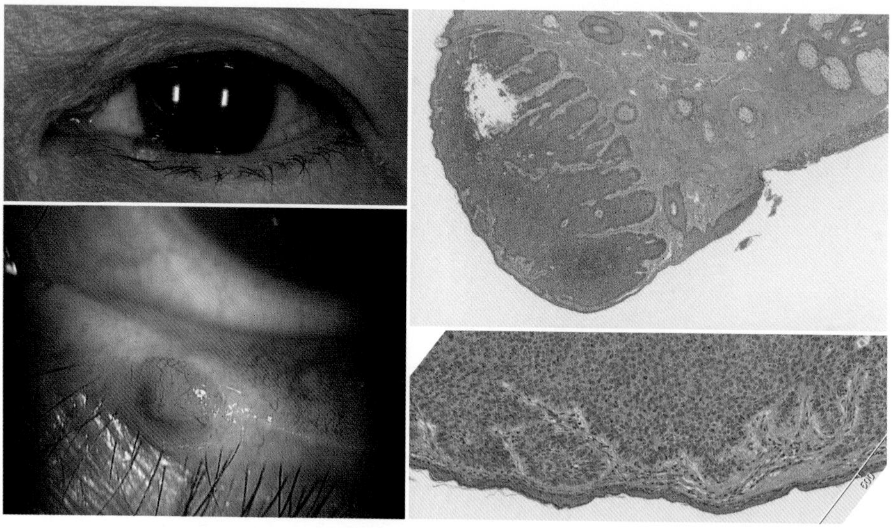

図 14. 基底細胞癌①
小型の基底細胞癌は表面が平滑である．腫瘍細胞が真皮内に増殖する．表面は非腫瘍性の表皮がおおう．

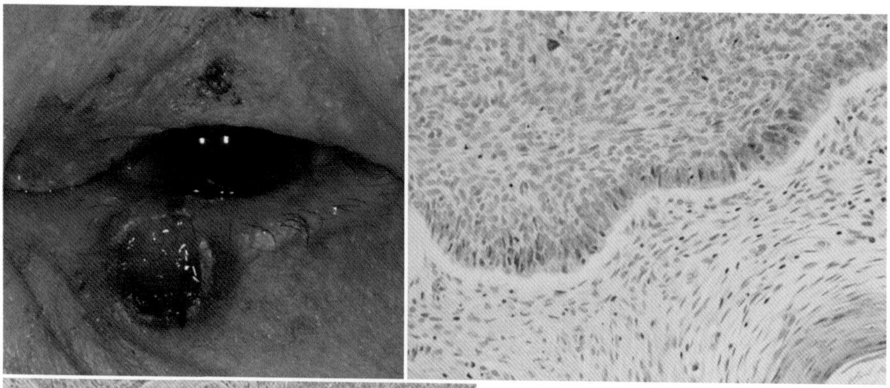

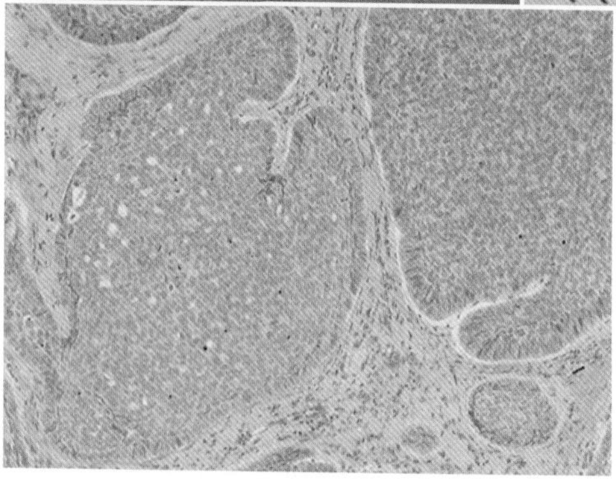

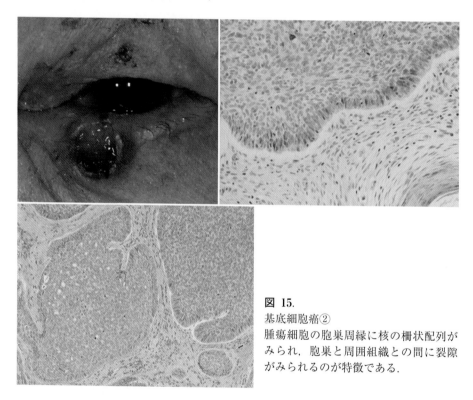

図 15.
基底細胞癌②
腫瘍細胞の胞巣周縁に核の柵状配列がみられ，胞巣と周囲組織との間に裂隙がみられるのが特徴である．

色腫瘤病変である．眼瞼のほかに涙丘にも発生する．

病理組織ではほぼ正常な構造の脂腺組織が胞巣状に増殖し，胞巣の周辺に基底細胞があり，中央に脂肪滴を持つ成熟細胞を認める．ある程度構造秩序が保たれている．脂腺過形成と脂腺腺腫の区別は難しい点もある．

悪性腫瘍

1．瞼板由来の悪性腫瘍

1）脂腺癌(sebaceous carcinoma)(図 13)

眼瞼の脂腺(大部分がマイボーム腺)に由来する腫瘍である．脂肪組織の色調である黄色調を呈することが多い．不規則に走行する血管が腫瘤の表

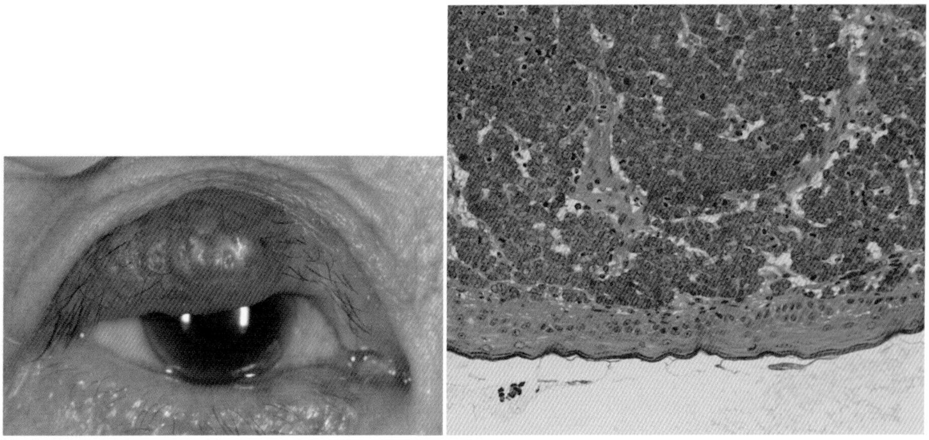

図 16. メルケル細胞癌
Small round blue cell tumor と表現され，精細なクロマチンを伴う，明るく円形の核を特徴とする癌細胞が，索状またはびまん性に増殖する．腫瘍細胞が皮下に存在するため，臨床的には表面は平滑になる．

層にみられることが悪性の特徴である．また，睫毛脱落，マイボーム腺の消失もみられる．高齢者の眼瞼で霰粒腫様の腫瘤をみたときは，脂腺癌も念頭に置き，内科的治療で改善が得られない場合は生検を検討するのが望ましい．

病理組織では，空胞を含んだ大きな胞体と異型核を有する細胞の増殖がみられ，多数の核分裂像が観察される．免疫染色では脂腺由来の腫瘍であることを示す adipophilin 染色が陽性になる．

2．皮膚由来の悪性腫瘍

1）基底細胞癌（basal cell carcinoma）（図 14，15）

眼瞼皮膚に由来する腫瘍である．小病変のときは黒色隆起病変で表面は平滑だが，増大に伴い中心潰瘍を形成することが多い．下眼瞼や内眼角に多く，しばしば眼瞼炎を模倣するため，高齢者の治療抵抗性の眼瞼炎は基底細胞癌を念頭に置く必要がある．

病理組織では，腫瘍細胞の胞巣周縁に核の柵状配列がみられ，胞巣と周囲組織との間に裂隙がみられるのが特徴である．

2）メルケル細胞癌（Merkel cell carcinoma）（図 16）

高齢者の露光部に好発する皮膚の神経内分泌系悪性腫瘍である．急速に増大する無痛性の紅色結節で霰粒腫と誤診されることがある．27％に所属リンパ節転移，7％に遠隔転移をきたすといわれており，5 年生存率は 40％と予後不良の腫瘍[13]である．その大部分の発症にはメルケル細胞ポリオーマウイルスが関与している[14]ことが報告されている．

病理組織では，small round blue cell tumor と表現され，精細なクロマチンを伴う，明るく円形の核を特徴とする癌細胞が，索状またはびまん性に増殖する．腫瘍細胞が皮下に存在するため，臨床的には表面は平滑になる．

おわりに

代表的な眼瞼腫瘍とその特徴，良悪性の判断のポイントについて述べた．良性腫瘍か悪性腫瘍か判断しかねる症例については，患者にも腫瘤の存在や経過観察の必要性について説明したほうが良い．医師は悪性の可能性も考えて経過観察をしていたとしても，患者にはその重要性が伝わっておらず，患者は「また大きくなったら受診したら良いのだろう」と考え，進行してから受診するケースも少なくない．ただし，悪性が疑わしい場合は病理検査で白黒つけるか，生検が困難であれば，然るべき施設に紹介することが大原則である．

文　献

1）小幡博人，青木由紀，久保田俊介ほか：眼瞼・結膜の良性腫瘍と悪性腫瘍の発生頻度．日眼会誌，**109**：573-579，2005.

2) 高木健一，吉川　洋，川原周平ほか：非接触型マイボグラフィーを用いた霰粒腫と脂腺癌の鑑別．第69回日本臨床眼科学会，2015.

3) Owen JL, Kibbi N, Worley B, et al：Sebaceous carcinoma：evidence-based clinical practice guidelines. Lancet Oncology, **20**：e699-e714, 2019.
Summary　脂腺癌についてエビデンスに基づいたシステマティックレビューである．

4) 田邉美香：眼瞼腫瘍の鑑別と手術．眼科グラフィック 2021 別冊，**10**：64-73，2021.
Summary　眼瞼腫瘍の鑑別と手術方法についてまとめている．

5) Koumar V, Abbas AK, Fausto N, et al：Robbins and Cotran. Pathologic Basis of Disease. 8th ed, Philadelphia, Saunders Elsevier, 2010.

6) 田邉美香：眼瞼の良性腫瘍　処置のコツとポイント　眼瞼黄色腫．眼科グラフィック，**7**(1)：17-20，2018.

7) Jones CD, Ho W, Robertson BF, et al：Pilomatrixoma：a comprehensive review of the literature. Am J Dermatopathol, **40**：631-641, 2018.

8) Pant I, Joshi SC, Kaur G, et al：Pilomatricoma as a diagnostic pitfall in clinical practice：report of two cases and review of literature. Indian J Dermatol, **55**：390-392, 2010.

9) Julian CG, Bowers PW：A clinical review of 209 pilomatricomas. J Am Acad Dermatol, **39**：191-195, 1998.

10) Pauly M, Subramanian K, Anantharaman G, et al：Pilomatrix carcinoma of the eyebrow. Ophthalmic Plast Reconstr Surg, **31**(1)：e9-e10, 2015.

11) Park J, Jeon H, Choi HY：Pilomatrixoma of the upper eyelid in a 10-month-old baby. Int J Ophthalmol, **12**(9)：1510-1513, 2019.

12) Jakobiec FA, Mehta M, Iwamoto M, et al：Intratarsal keratinous cysts of the Meibomian gland：distinctive clinicopathologic and immunohistochemical features in 6 cases. Am J Ophthalmol, **149**(1)：82-94, 2010.

13) Lemos BD, Storer BE, Iyer JG, et al：Pathologic nodal evaluation improves prognostic accuracy in Merkel cell carcinoma：analysis of 5823 cases as the basis of the first consensus staging system. J Am Acad Dermatol, **63**(5)：751-761, 2010.

14) Feng H, Shuda M, Chang Y, et al：Clonal integration of a polyomavirus in human Merkel cell carcinoma. Science, **319**(5866)：1096-1100, 2008.

MB OCULI. No. 114：21－29, 2022

特集／知らないでは済まされない眼病理

結膜の悪性腫瘍

OCULISTA

高木健一*

Key Words： 結膜MALTリンパ腫(conjunctival MALT lymphoma), 角結膜上皮内新生物(conjunctival intraepithelial neoplasia), 結膜扁平上皮癌(conjunctival squamous cell carcinoma), 結膜原発性後天性メラノーシス(conjunctival primary acquired melanosis), 結膜悪性黒色腫(conjunctival malignant melanoma)

Abstract：結膜にみられる悪性腫瘍で多いものは悪性リンパ腫，結膜扁平上皮がん，結膜悪性黒色腫である．

結膜悪性リンパ腫のほとんどはMALTリンパ腫である．サーモンピンクの柔らかい腫瘤として観察される．組織をみると粘膜固有層に小型～中型の胚中心様細胞や単球様細胞が多くみられる．結膜扁平上皮がん，角結膜上皮内新生物は内部に打ち上げ花火状の血管を伴う乳頭状の腫瘍として観察されることが多い．組織をみると核胞体比が大きく，角質産生能を持つ腫瘍細胞が不規則に配列しており，角結膜上皮内新生物ではこれらの腫瘍細胞が基底層を越えず，結膜扁平上皮癌では基底層を越えて浸潤している．結膜悪性黒色腫はメラノサイト由来の悪性腫瘍で，球結膜を中心とし，黒色～褐色の腫瘤を形成することが多い．組織をみると核胞体比の大きな紡錘形または上皮細胞に類似した腫瘍細胞が基底層を越えて浸潤している．

結膜MALTリンパ腫

1）臨床的概要

結膜にも悪性リンパ腫を生じる場合がある．その腫瘤はサーモンピンクの多房性腫瘤(図1)として認められ，病変が結膜に限局している場合(図1-a)と眼窩内病変が円蓋部を経て結膜下に出現している場合(図1-b)があり，MRIによる眼窩内病変の検索やPET-CTによる全身のリンパ節腫脹の評価等の画像評価が重要である．

結膜に生じる悪性リンパ腫の80%はMALTリンパ腫である[1]．MALTリンパ腫の悪性度は高くない．その一方で悪性度の高い濾胞性リンパ腫，びまん性大細胞型B細胞リンパ腫，マントル細胞型リンパ腫もあるが，これらの頻度は低い[1]．また，良性の反応性リンパ組織過形成も鑑別に挙がる．これらの病変は外観が共通しており，視診では鑑別が困難である．確定診断のためには，フローサイトメトリーによる表面マーカーの検索，サザンブロット法による免疫グロブリン遺伝子再構成の有無等を用いる．

MALTリンパ腫が局所に限局し,生検後も腫瘤が残存している場合は放射線治療が施行され,全身にも病変が及んでいる場合はリツキシマブ全身投与等の化学療法が選択される[1]．腫瘍がごく小さい場合等は局所の冷凍凝固療法の併用も有用である[2]．

2）病理組織学的所見

結膜MALTリンパ腫の組織では粘膜固有層に小型～中型の胚中心細胞様細胞または単球様細胞の増殖がみられる(図2-a，b)．これらの細胞はCD20陽性(図2-c)であり，B細胞由来であることがわかる[3]．

* Ken-ichi TAKAKI，〒849-1311　鹿島市高津原3768-1　高木眼科医院，副院長

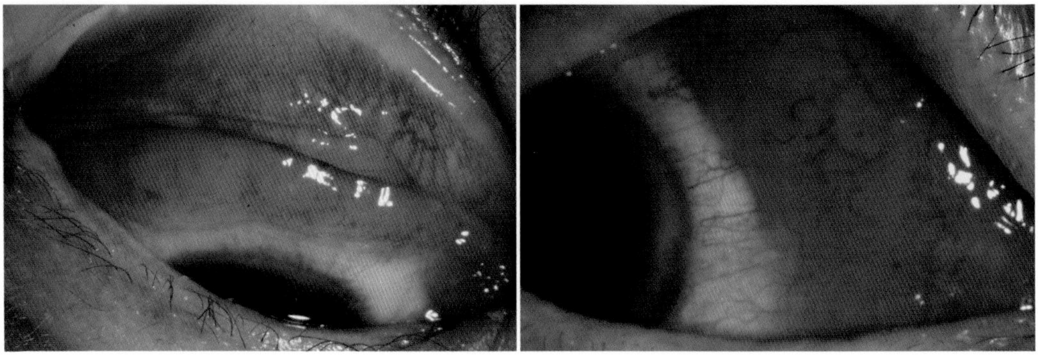

図 1. 結膜 MALT リンパ腫　a|b
a：上円蓋部に限局した MALT リンパ腫
b：眼窩部にも病変を認める MALT リンパ腫

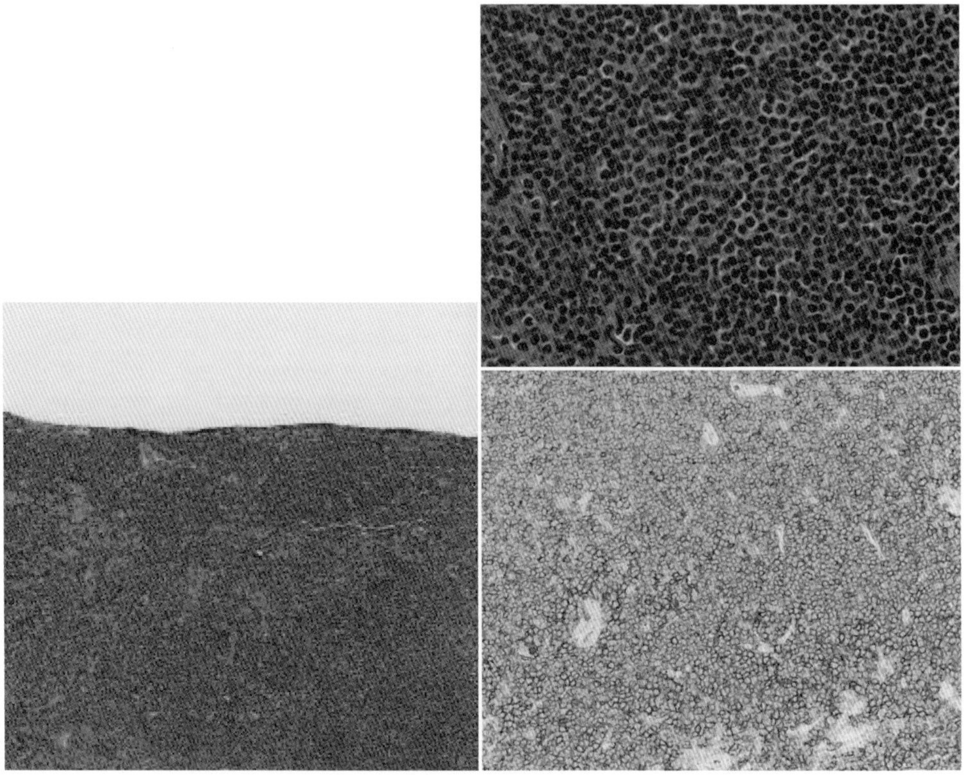

図 2. 結膜 MALT リンパ腫組織写真　a|b/c
a：HE 染色，弱拡大．小型の腫瘍細胞がびまん性に粘膜固有層にみられる．
b：HE 染色，強拡大．腫瘍細胞の大きさは均一なことが多い．
c：CD20 免疫染色．腫瘍細胞は CD20 陽性である．

副涙腺嚢胞（Wolfring 腺嚢胞）

1）臨床的概要

Wolfring 腺は結膜円蓋部に存在する副涙腺であるが，その開口部が閉塞し嚢胞化する場合がある[4]．このとき，腫瘤は内部に透明な液体の貯留した嚢胞として観察されることが多いが，内部の液体が混濁して透光性が低下する場合（図 3）があり，視診のみでは充実性病変との鑑別が困難な場合がある．こうした症例では，筆者は綿棒や硝子棒を用いて触診を行い，病変が充実性かどうか確認することにしている．

結膜乳頭腫

1）臨床的概要

結膜乳頭腫は若年～高齢者までの幅広い年代層に生じるが，特に20～40歳代の男性に多くみられる[5]．発症にはヒトパピローマウイルス(human papilloma virus：HPV)6型または11型の関与が指摘されている．球結膜内下方や涙丘部に生じることが多いが瞼結膜にも生じうる．腫瘤は有茎性でピンク色，内部に打ち上げ花火状の血管を持つ(図4-a)．結膜乳頭腫の腫瘤の茎は細く，この点が広基性の腫瘤を形成する角結膜上皮内新生物(CIN)や結膜扁平上皮癌との鑑別に役立つため，筆者は生検の前にまず腫瘤の端を攝子や硝子棒で持ち上げて茎の太さを確認している．

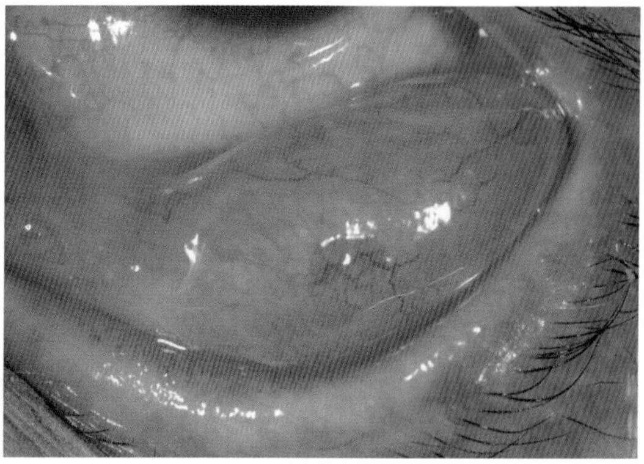

図 3． Wolfring 腺嚢胞
嚢胞性病変だが内容液は混濁し，透光性が低下している．

2）病理組織学的所見

結膜乳頭腫の組織は血管に富んだ線維性結合織を持ち，その上に結膜上皮が乳頭状に増殖している(図4-b)．増殖した上皮には異型性を認めないか，あってもごく軽度である(図4-c)．

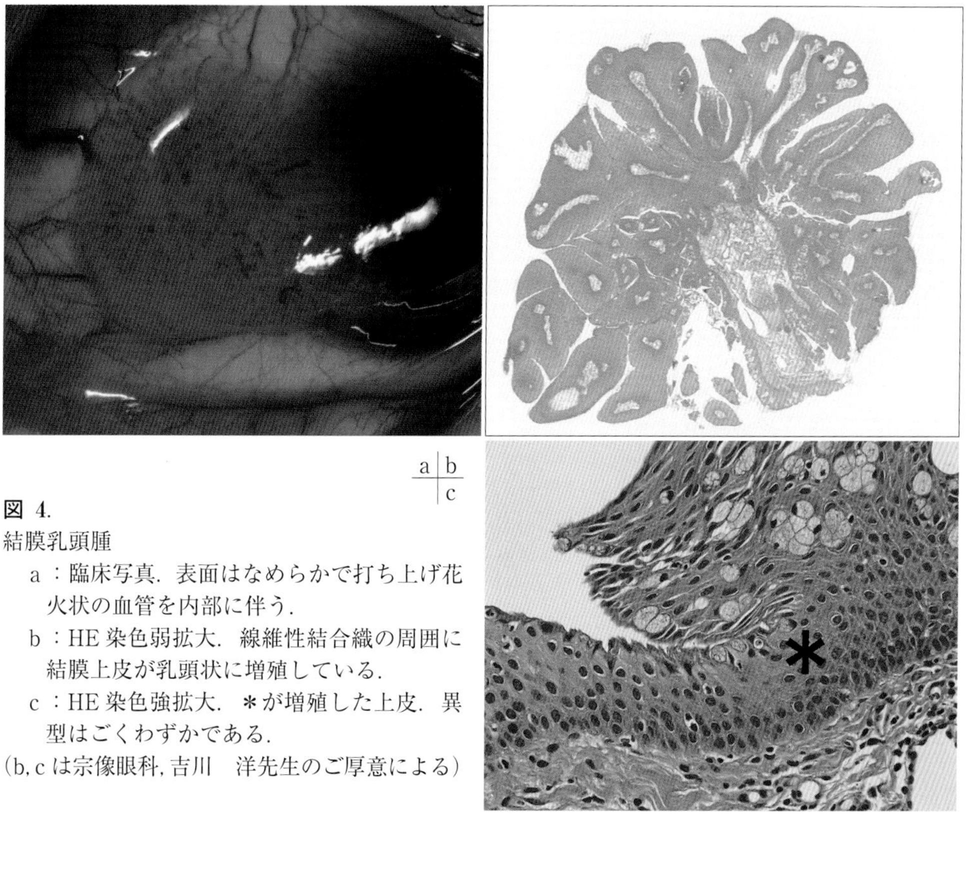

a | b
c

図 4．
結膜乳頭腫
a：臨床写真．表面はなめらかで打ち上げ花火状の血管を内部に伴う．
b：HE 染色弱拡大．線維性結合織の周囲に結膜上皮が乳頭状に増殖している．
c：HE 染色強拡大．＊が増殖した上皮．異型はごくわずかである．
(b, c は宗像眼科，吉川　洋先生のご厚意による)

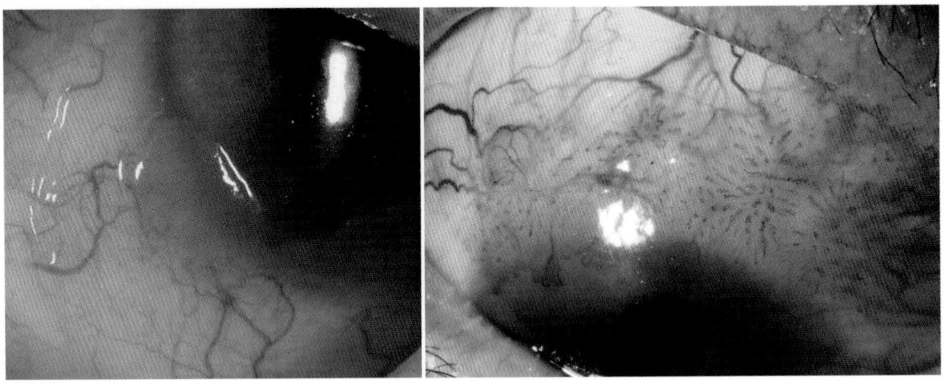

図 5. 角結膜上皮内新生物　a|b

a：このようにゼラチン状の外観を呈する.

b：輪部に沿って増殖することが多く，打ち上げ花火状の血管を伴う.

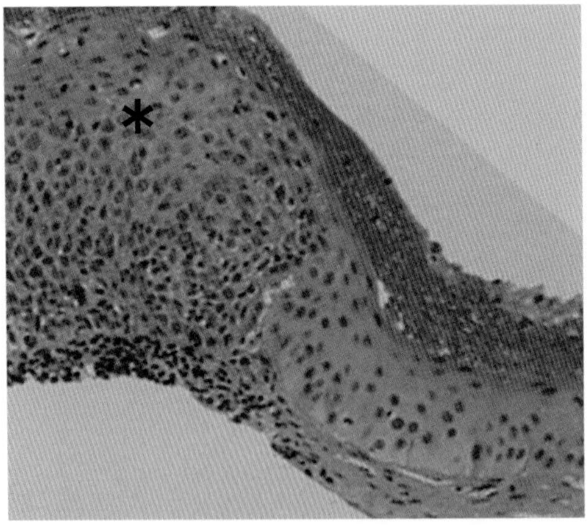

図 6. 角結膜上皮内新生物組織写真

HE 染色. ＊が腫瘍細胞. 向かって右側が正常上皮で，境界は明瞭である.

Ocular surface squamous neoplasia (OSSN)

1．角結膜上皮内新生物(conjunctival intraepithelial neoplasia：CIN)

1）臨床的概要

角結膜上皮内新生物(conjunctival intraepithelial neoplasia：CIN)は角結膜上皮細胞が腫瘍化したもののうち，異形細胞が上皮内に限局し，基底膜を越えないものをいう[6]. 基底膜を越えて浸潤するものは後述する結膜扁平上皮癌と定義される. CIN はさらに，上皮層の一部が腫瘍に置き換わる mild CIN(dysplasia)と上皮層の全層が腫瘍に置き換わる sever CIN(carcinoma in situ)に分類される[7]. CIN と結膜扁平上皮癌を合わせて ocular surface squamous neoplasia(OSSN)と表現する[7].

CIN は高齢者に多いが 30 代等の若年者にも認める場合がある[8]. 瞼裂部の角膜輪部に多くみられる. 発症には紫外線曝露，HPV 感染，ヒト免疫不全ウイルス感染，B 型肝炎ウイルス感染，C 型肝炎ウイルス感染，眼外傷，免疫抑制剤投与等による局所の免疫不全状態等が関与することが報告されている[6]. 結膜乳頭腫と異なり OSSN の発症に関与する HPV は 16 型, 18 型といわれている. 腫瘍はゼラチン状の外観を呈し，内部に特徴的な打ち上げ花火状またはらせん状の血管を伴う(図 5). 周囲には太い流入血管も認める. 角化を伴い白板状を呈することもある. 角膜上に浸潤する場合は幅広い無血管帯を持ち，翼状片とは異なり輪部に沿うように伸展する.

2）病理組織学的所見

CIN の組織をみると腫瘍細胞と正常上皮の境界は極めて明瞭である. 腫瘍細胞は正常上皮と比較して大きく，大小不同が強く，かつ細胞密度が高く不規則に配列している(図 6). 細胞分裂像は基底部だけでなく，中層～表層にも認める. 腫瘍細胞は細胞質に乏しく，紡錘形を呈したり，好酸性の細胞質に富み，角化傾向を示す場合もある.

2．結膜扁平上皮癌

1）臨床的概要

結膜扁平上皮癌は角結膜の上皮細胞が腫瘍化し，基底層を越えて浸潤したものと定義される[6]. 高齢者に多いが，前述の CIN よりもさらに高齢で

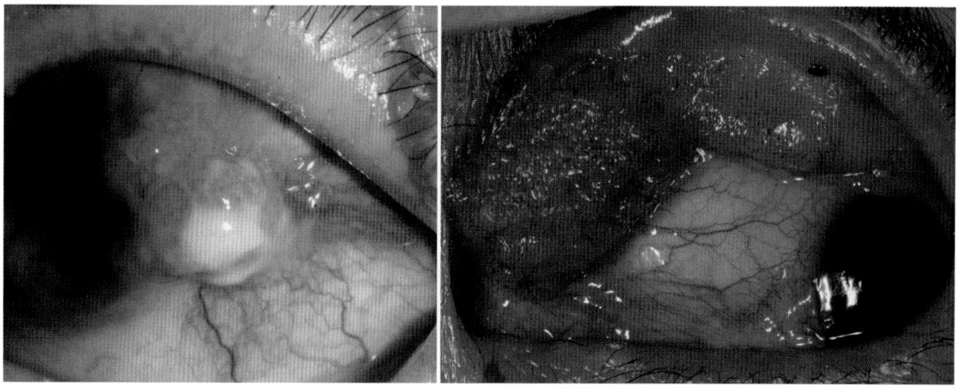

a|b

図 7. 結膜扁平上皮癌
a：球結膜に生じた腫瘍．中央の白色部が角化している部位
b：瞼結膜に生じた腫瘍

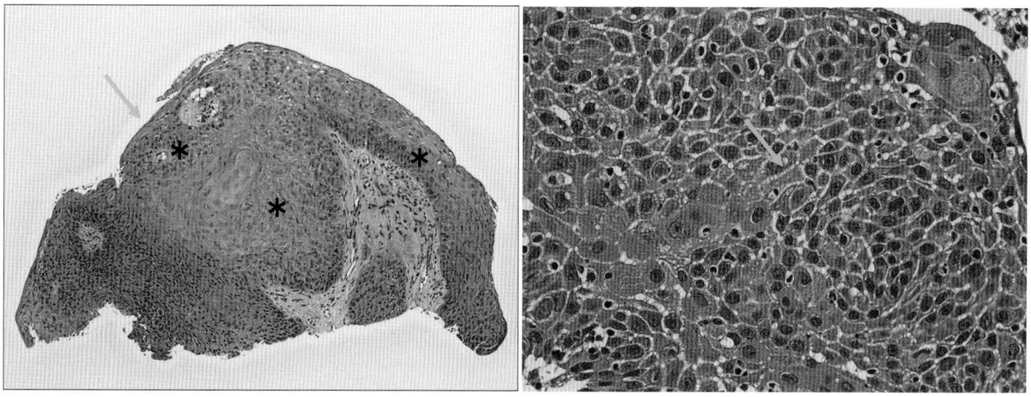

a|b

図 8. 結膜扁平上皮癌組織写真
a：HE 染色，弱拡大．＊部が腫瘍．矢印が角化を示している部位
b：HE 染色，強拡大．矢印が細胞間橋

ある場合が多い[8]．部位としては CIN 同様角膜輪部付近より生じることが多いが，瞼結膜にも生じうる．CIN 同様紫外線への曝露や，HPV 感染，後天性免疫不全症候群や免疫抑制剤投与等の免疫抑制状態等が危険因子として報告されている．

腫瘍は異型上皮が肥厚しており，結節状，半球状，または複雑な形状の増殖を示す．表面はゼラチン状となることが多いが，過角化を反映した白色の垢様物質が付着した白板症を示す症例も多い(図 7-a)．CIN 同様内部に打ち上げ花火状の血管を伴い(図 7)，周囲に太い流入血管を認める．

治療は外科切除が基本であるが，補助療法としてマイトマイシン C(MMC)や 5-Fu，インターフェロンα等を点眼する局所薬物療法が併用されることもある．腫瘍に対する冷凍凝固術も有用で，初回切除時に併用することもある．

2）病理組織学的所見

結膜扁平上皮癌の組織は，核の濃染像等，有糸分裂が活発なことを示す所見を伴い，角質産生能を持つ分化度の高い異型上皮で構成されることが多い(図 8-a)[9]．細胞質は好酸性で細胞間の細胞突起を示す間橋を伴う(図 8-b)．こうした腫瘍細胞が敷石状に配列して存在する．また，低分化な扁平上皮癌が存在するが，その組織中では大小不同で奇異な腫瘍細胞が極性を失って存在している．

色素性腫瘤

結膜にも色素細胞由来の腫瘍を生じることがある．母斑，メラノーシス，悪性黒色腫である．

1．母　斑

1）臨床的概要

結膜に母斑を生じる場合がある．結膜母斑は若

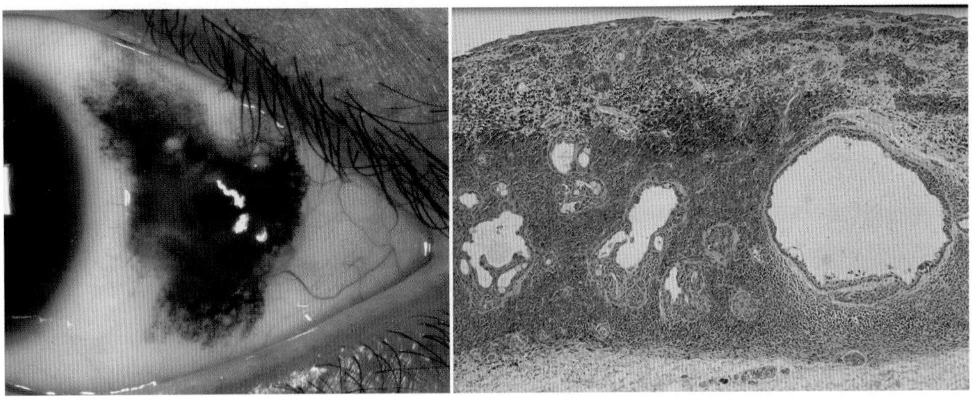

図 9. 結膜母斑　a|b

a：内部に色調の薄い部位を認めるが，嚢胞である．

b：HE 染色，弱拡大．褐色の母斑細胞が小型の胞巣を形成しており，嚢胞も確認できる．

（宗像眼科，吉川　洋先生のご厚意による）

年～高齢者まですべての年齢にみられる．日光に曝露する球結膜の瞼裂部に生じることが最も多く，次に涙丘部，半月ひだと続く．腫瘤の色調や隆起はさまざまであるが，内部に嚢胞を伴うことが特徴である（図 9）[10]．これは杯細胞が腫瘤に巻き込まれることで生じるもので，後天性メラノーシスや悪性黒色腫等，その他の色素沈着性疾患にはあまりみられず，鑑別のポイントとなる．

2）病理組織学的所見

母斑の組織では，異型を伴わない母斑細胞が小さな胞巣を形成しながら存在することが多い．母斑細胞には色素沈着を伴う場合も無色素性の場合もある．前述の嚢胞も確認される（図 9-b）．

2．メラノーシス

1）臨床的概要

結膜表層の非隆起性，茶褐色～黒褐色の色素性病変でメラニン色素あるいは色素細胞増殖をメラノーシスと呼ぶ．出生時からみられる場合を先天メラノーシスと呼び，後天的に生じたものを後天メラノーシス（primary acquired melanosis：PAM）と呼ぶ．PAM は点眼や炎症，外傷等，何らかの変化に続発して起こることが多く，主に球結膜にみられる（図 10-a）が，瞼結膜や角膜にも病変が及ぶ場合（図 10-b, c）がある．PAM のうち，細胞に異型を伴わないものは PAM without atypia といい，自然消退する場合もある．一方，細胞に異型を伴う場合を PAM with atypia といい[10]，後述する結膜悪性黒色腫の発生母地となりうるため，特に拡大傾向を示す PAM をみた場合，最も進行していると考えられる色調の濃い部分を中心に生検を行って細胞異型の有無を確認することが重要である．

このようにメラノーシスとひとくくりにいっても，PAM without atypia と PAM with atypia はその後の悪性化リスクという観点からは大きく異なる疾患と考えられるため，現在 PAM with atypia を conjunctival melanocytic intra-epithelial neoplasia with atypia（C-MIN with atypia）と表記し，細胞の異型の強さ，異型細胞の垂直方向の広がり，増殖のパターンの組織所見に応じてグレーディングを行い，進行したものを melanoma in situ と表記しようという動きがある[11]．

2）病理組織学的所見

PAM の組織をみると，PAM without atypia の場合，結膜上皮の基底層にメラニン色素を有するメラノサイトが増生しており異型細胞は認めない（図 11-a）．一方 PAM with atypia ではその進行に伴いメラノサイトの増生が高度となり，基底層だけでなく結膜の表層にも浸潤し，細胞にも異型性が出現し，核小体が明瞭化し細胞質も豊富になっている（図 11-b）．

3．結膜悪性黒色腫

1）臨床的概要

悪性黒色腫はメラノサイトが悪性腫瘍化した病

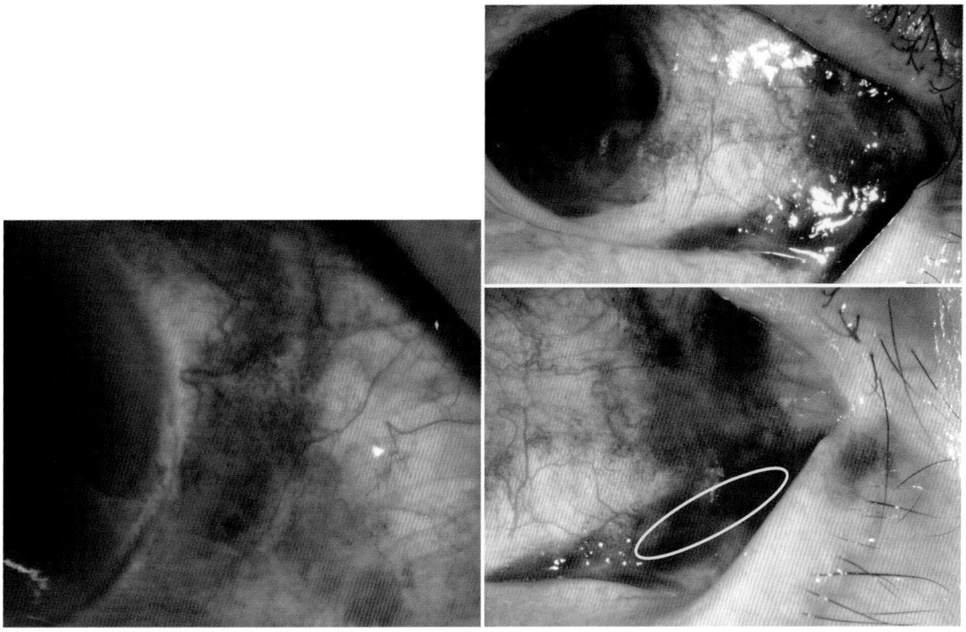

a|b/c

図 10. Primary acquired melanosis(PAM)

a：PAM without atypiaの症例．視診でPAM without atypiaとPAM with atypiaを見分けるのは困難である．

b：PAM with atypiaの症例

c：bの円蓋部付近を撮影したもの．色調の濃い楕円で囲った部位から生検した．

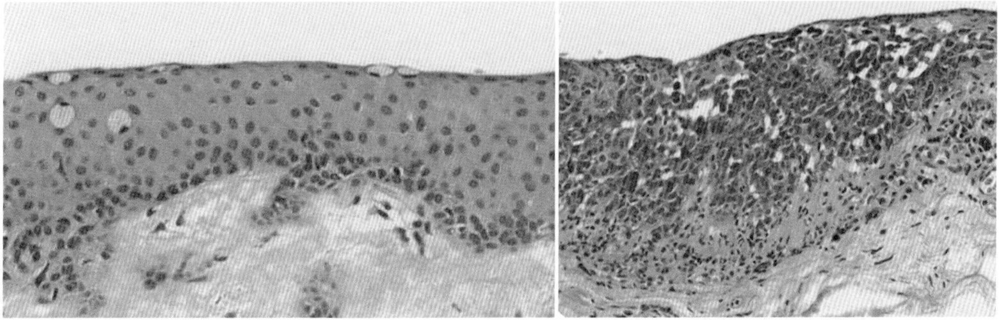

a|b

図 11. PAM組織写真

a：PAM without atypia，HE染色．異型細胞はみられず増殖したメラノサイトは基底層に限局している．

b：PAM with atypia, HE染色．増殖したメラノサイトが結膜の表層にも浸潤している．

変である．好発部位は皮膚であるが，眼部にも生じ，メラノサイトの多い脈絡膜等のぶどう膜の他，結膜にも悪性黒色腫を生じることがある[12)13)]．発症には人種差があり，白色人種に多く有色人種に少ない．

腫瘍は辺縁の不整な腫瘤として観察され(図12)，隆起の程度は扁平な隆起から結節状までさまざまである．色素沈着を伴うものが70%にみられ，30%は色素沈着に乏しい．

腫瘍の中心は球結膜に多いが，初診時すでに眼瞼まで浸潤しているものも珍しくない．特に初発病変が円蓋部の場合は発見が遅れ，すでに大型化している場合もある．白色人種と比較し，アジア人は球結膜以外に腫瘍の中心が存在することが多いとする報告もあり，注意が必要である．

発生母地としては前述のPAMが悪性転化したものが多いが，母斑を母地とするもの，前癌病変がないものもある．

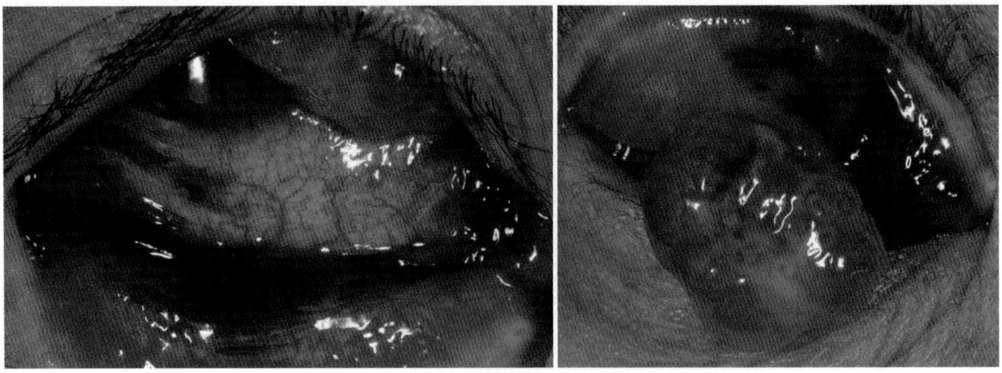

図 12. 結膜悪性黒色腫　a|b
a：球結膜，下円蓋部を這うように黒褐色の腫瘍性病変を認める．
b：a と同一症例．上眼瞼結膜．黒褐色病変と連続して大型の腫瘤を形成している．

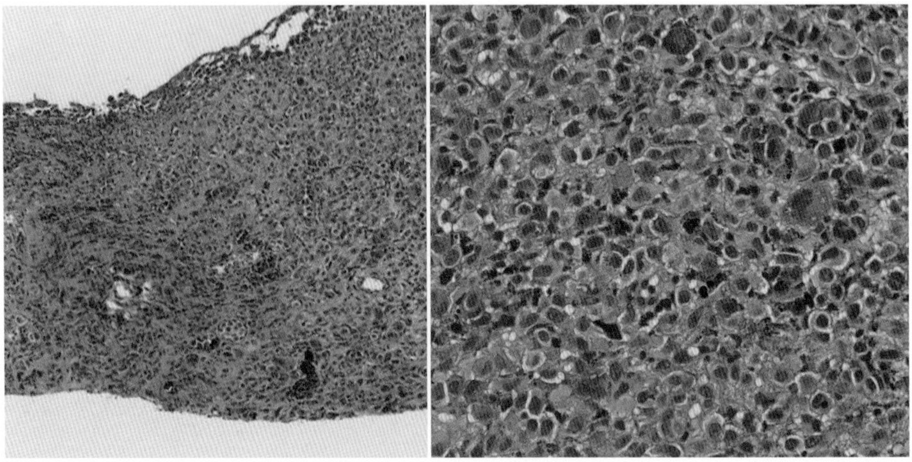

図 13. 結膜悪性黒色腫組織写真　a|b
a：HE 染色，弱拡大．腫瘍細胞が基底層を越えて浸潤している．
b：HE 染色，強拡大．腫瘍細胞の核胞体比は大きく，不規則に配列している．

治療は安全域を取った腫瘤の拡大切除を行う．眼窩内への浸潤が明らかで眼球の温存が困難な場合は眼窩内容除去を行うこともある[14]．PAM から生じた症例は腫瘤部を切除し，マイトマイシン C 点眼，インターフェロン α2b 点眼，インターフェロン β 局所注射等の薬物療法，冷凍凝固術等の後療法を行う場合もある[10)15]．

2）病理組織学的所見

結膜悪性黒色腫の組織は色素顆粒を細胞質に伴い，核小体等，細胞分裂の盛んなことを示す所見を持ち，核の大小不同な腫瘍細胞からなる．こうした腫瘍細胞が基底層を越えて浸潤している(図13)．形態学的には紡錘状の細胞から構成される紡錘形細胞型，類円形核と明瞭な核小体を有し豊富な細胞質を持つ類上皮細胞型，それらが混在した混合型に分類される．腫瘍内部に壊死を伴い，リンパ球を主とした慢性炎症細胞浸潤を認める場合もある．

文　献

1）Tanenbaum RE, Galor A, Karp CL：Classification, diagnosis, and management of conjunctival lymphoma. Eye Vis, **6**：22, 2019. doi：10.1186/s40662-019-0146-1
Summary　結膜に生じる悪性リンパ腫について簡潔に全体像がまとまっている文献である．
2）Eichler MD, Flaunfelder FT：Cryotherapy for conjunctival lymphoid tumors. Am J Ophthal-

mol, **118**(4) : 463-467, 1994.
3) Kurz-Levin MM, Flury R, Bernauer W : Diagnosis of MALT lymphoma by conjunctival biopsy : a case report. Graefe's Arch Clin Exp Ophthalmol, **235** : 606-609, 1997.
4) Weatherhead RG : Wolfring dacryops. Opthalmology, **99**(10) : 1575-1581, 1992.
5) Theotoka D, Morkin MI, Karp CL, et al : Update on Diagnosis and M6anagement of Conjunctival Papilloma. Eye Vis, **6** : 18, 2019. doi : 10.1186/s40662-019-0142-5
6) Shields CL, Chien JL, Shields JA, et al : Conjunctival Tumors : Review of Clinical Features, Risks, Biomarkers, and Outcomes—The 2017 J. Donald M. Gass Lecture. Aisa Pac J Ophthalmol, **6** : 109-120, 2017.
7) Bellerive C, Berry JL, Singh AD, et al : Conjunctival Squamous Neoplasia : Staging an Initial Treatment. Cornea, **37**(10) : 1287-1291, 2018.
8) 田邉美香, 吉川　洋, 石橋達朗ほか : Ocular surface squamous neoplasia の 34 症例. 日眼会誌, **118**(5) : 425-432, 2013.
9) Shields JA, Shields CL : Conjunctival invasive squamous cell carcinoma. Eyelid, Conjunctival, and Orbital Tumors(Shields JA, Shields CL, eds), 3rd ed, Philadelphia, pp. 292-305, 2016.
Summary 眼腫瘍のゴールデンスタンダードとなっている教科書. 豊富な症例からさまざまな臨床写真が掲載されている.
10) Oellers P, Karp CL : Management of Pigmented Conjunctival Lesions. Ocul Surf, **10**(4) : 251-263, 2012.
Summary 結膜の色素性腫瘤について結膜母斑から結膜悪性黒色腫まで概要を網羅してある文献.
11) Damato B, Coupland SE : Management of conjunctival melanoma. Expert Rev Anticancer Ther, **9**(9) : 1227-1239, 2009.
12) Panda S, Dash S, Rout N, et al : Clinicopathological study of malignant melanoma in a regional cancer center. Indian J Cancer, **55**(3) : 292-296, 2018.
13) Jovanovic P, Mihajlovic M, Stefanovic V, et al : Ocular melanoma : an overview of the current status. Int J Clin Exp Pathol, **6**(7) : 1230-1244, 2013.
14) Shields JA, Shields CL : Conjunctival malignant melanoma. Eyelid, Conjunctival, and Orbital Tumors(Shields JA, Shields CL eds), 3rd ed, Philadelphia, pp. 332-348, 2016.
15) 藤岡美幸, 安積　淳, 鹿股直樹ほか : インターフェロン β 結膜下注射で加療した結膜悪性黒色腫の 1 例—その効果と副作用—. 日眼会誌, **110**(1) : 51-57, 2005.

MB OCULI. No. 114：30－40, 2022

特集／知らないでは済まされない眼病理

角膜ジストロフィの臨床と病理

OCULISTA

山田直之*

Key Words： 顆粒状角膜ジストロフィ(granular corneal dystrophy)，格子状角膜ジストロフィ(lattice corneal dystrophy)，膠様滴状角膜ジストロフィ(gelatinous drop-like corneal dystrophy)，斑状角膜ジストロフィ(macular corneal dystrophy)，アミロイド(amyloid)

Abstract：角膜ジストロフィは遺伝性に角膜に異常物質が沈着し，視力低下をきたす疾患である．本邦でよく遭遇する四大角膜ジストロフィとして顆粒状，格子状，膠様滴状，斑状角膜ジストロフィがあるので，まずそれらに精通すると良い．角膜ジストロフィの診断・病態理解には角膜所見のみならず遺伝学的所見や病理学的所見の整合性を確認しながら行うことが理想である．2022年現在，角膜ジストロフィの遺伝子変異の同定は概ね完了していると思われる．以前は角膜ジストロフィに対して全層角膜移植術が主に行われていたが，現在では治療的レーザー角膜切除術やパーツ移植が主流となりつつある．角膜移植時に得られた病理標本を観察することで異常物質の性状や種類，沈着レベルがわかり，病態理解や術式の改良につながると考える．近年，CRISPR-Cas9システムを用いた角膜ジストロフィの根治療法の可能性が示されている．

角膜ジストロフィと角膜移植

昨今の若い先生方にとっては，角膜ジストロフィの病理標本をみる機会も少ないのではないかと思われる．角膜ジストロフィの病理標本を観察するためには，当たり前のことだが前提として角膜移植が施行されている必要がある．筆者が研修医の頃は多くの角膜ジストロフィ症例に対して全層角膜移植術(penetrating keratoplasty：PKP)が行われていた．しかしながら，特にAvellino角膜ジストロフィ(今でいう「顆粒状角膜ジストロフィⅡ型」)の症例では移植後の術後経過とともにgraft-recipient間の接合部に顆粒状の沈着が再発する症例によく遭遇した(図1)．特にホモ接合体の症例では移植後1年程度で濃厚な角膜沈着が再発した．その後，顆粒状角膜ジストロフィⅡ型に対する治療の第一選択は治療的レーザー角膜切除術(phototherapeutic keratectomy：PTK)となった．再発時には残存角膜厚を評価したうえで，複数回PTKが施行できる症例もある．しかしながら，今でも顆粒状角膜ジストロフィⅡ型のホモ接合体の症例はPTKや各種角膜移植を行ったとしても早期に再発するため，難治性の角膜ジストロフィと言わざるを得ない．その後，表層角膜移植(lamellar keratoplasty：LKP)や深層層状角膜移植(deep anterior lamellar keratoplasty：DALK)，角膜内皮移植(Descemet's stripping automated endothelial keratoplasty：DSAEK)が台頭し，パーツ移植全盛の時代へと移っていく．それに伴い，格子状角膜ジストロフィには早期の症例には上皮掻爬[1]やPTKが，進行例には前眼部OCT等でその深達度を確認したうえでDALK(やLKP)が選択されるようになった．膠様滴状角膜ジストロフィに対しても以前はPKPを行ってき

* Naoyuki YAMADA，〒755-8505 宇部市南小串1-1-1 山口大学医学部眼科，講師

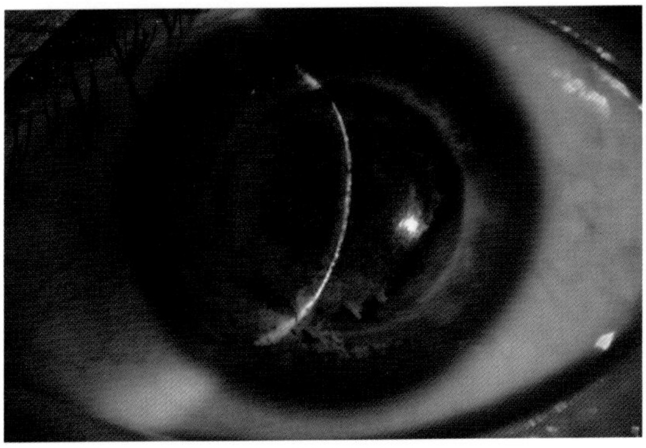

図 1. 顆粒状角膜ジストロフィⅡ型(R124H ホモ接合体)の前眼部所見
PKP 後，2 回 PTK 施行眼の症例であり，graft-recipient 接合部および移植片の表層にも原疾患が再発していることがわかる.

表 1. 角膜移植眼に対する再移植の理由

①内皮細胞数減少による移植片不全
②原疾患の再発(角膜ジストロフィ，円錐角膜等)
③移植眼に感染を起こし，薬物治療が無効な場合
④原疾患がモーレン潰瘍等で，移植後に再び組織が融解した場合

たが，再発に悩まされた．一般に，角膜疾患に対する PKP 後の再移植の原因のほとんどは内皮細胞数の減少による移植片不全によるものである．しかしながら，原疾患が角膜ジストロフィの場合には原疾患の再発のため移植片の透明性が低下し，再移植の必要性が生じる可能性があることに留意が必要である(表 1)．近年，膠様滴状角膜ジストロフィに対してはLKP，DALK が行われるが，容易に再発するので上皮形成術や輪部移植を併用するという考えもある．また CL 連続装用が病気の進行や再発を抑制するという報告[2]もあるが，今でも難治性の角膜ジストロフィといえる．筆者は顆粒状角膜ジストロフィⅡ型ホモ接合体と膠様滴状角膜ジストロフィは二大難治性角膜ジストロフィとの印象を持っている．一方，今でも PKP が行われる角膜ジストロフィとして斑状角膜ジストロフィがある．斑状角膜ジストロフィでは内皮の異常を伴うため PKP も選択肢となる．術後の再発も起こりにくく，長期予後も比較的良好である．ちなみに，すでに角膜ジストロフィに対して PKP が行われている症例に対する再移植時の術式はPKPで良いと考える．なお，近年Usui らがCRISPR-Cas9 システムを用いて TGFBI関連角膜ジストロフィの根治療法につながる研究を報告しており，大いに期待が持てる[3)4)].

角膜ジストロフィの呼称および分類については時代とともに変化していっている．最新の呼称および分類については The International Committee for Corneal Dystrophies(IC3D)が決定し，IC3D 2nd edition[5)]として掲載されているのでそれに準じるのが良い．また，角膜ジストロフィ遺伝子変異の種類については拙著にまとめているので参照にされたい[6)].

角膜ジストロフィの診断，分類には，①角膜所見，②遺伝学的所見，③病理学的所見の整合性を検討しながら評価をしていく必要がある.

本稿では本邦で比較的遭遇しやすい代表的な角膜ジストロフィについてその臨床所見と病理所見について遺伝学的考察を加えながら記していきたい.

角膜ジストロフィの種類別の頻度

山口大学医学部附属病院眼科では 2000 年より角膜ジストロフィの遺伝子検査を開始し，最初に先進医療の認可を受けた．2020 年 4 月に保険収載された後も角膜ジストロフィの遺伝子検査を継続

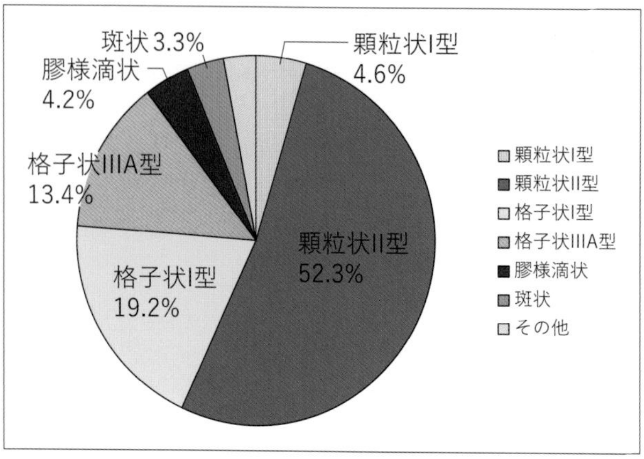

図 2.
山口大学医学部附属病院における角膜ジストロフィ患者の遺伝子診断結果
2000～21 年の間に，全部で 239 人の角膜ジストロフィ患者について遺伝学的に診断できた．顆粒状（Ⅰ型およびⅡ型），格子状（Ⅰ型およびⅢA 型），膠様滴状，斑状角膜ジストロフィの四大角膜ジストロフィで全体の約 97%を占めた．

表 2. 各角膜ジストロフィの原因遺伝子と特殊染色

角膜ジストロフィの種類	遺伝形式	原因遺伝子	代表的な遺伝子変異（本邦でよくみられるもの）	染色方法	コンゴーレッド	マッソン・トリクローム	ルクソールファストブルー	アルシアンブルー	PAS	コロイド鉄
				色	赤橙	赤	青	青	赤	青
				沈着物	アミロイド	ヒアリン	リン脂質	酸性ムコ多糖	多糖類	酸性ムコ多糖
顆粒状角膜ジストロフィⅠ型	常染色体優性遺伝	*TGFBI*	R555W	ヒアリン，リン脂質		陽性	陽性			
顆粒状角膜ジストロフィⅡ型			R124H	ヒアリン，アミロイド	陽性	陽性				
格子状角膜ジストロフィ			R124C, L527R, P501T, N544S	アミロイド	陽性	（陽性）			（陽性）	
膠様滴状角膜ジストロフィ	常染色体劣性遺伝	*TACSTD2*	Q118X, 632delA	アミロイド	陽性					
斑状角膜ジストロフィ		*CHST6*	さまざま	酸性ムコ多糖				陽性	（陽性）	陽性

し，今まで計 239 人の角膜ジストロフィ患者について遺伝学的に診断してきた．顆粒状（Ⅰ型およびⅡ型），格子状（Ⅰ型およびⅢA 型），膠様滴状，斑状角膜ジストロフィの 4 種類の角膜ジストロフィで全体の約 97%を占めた（図 2）．本稿では特にこの（本邦における）四大角膜ジストロフィに絞って述べていきたい．なお，表 2 に四大角膜ジストロフィの原因遺伝子とその代表的変異，病理学的所見（沈着物と染色方法）についてまとめているので参照されたい．

顆粒状角膜ジストロフィⅠ型

1．遺伝学的所見

TGFBI 遺伝子 R555W[7)]

2．角膜所見

顆粒状の沈着をきたすが，顆粒状角膜ジストロフィⅡ型のそれと比べて比較的小さい（図 3）．時に，角膜上皮障害をきたす．

3．病理所見

角膜実質内にヒアリン様物質とリン脂質を認める（図 4）．ヘマトキシリンエオジン（HE）染色では角膜実質中にエオジン陽性の沈着物を認めるが，コンゴーレッド染色で染色されないことからアミロイドではないことがわかる．マッソン・トリクローム染色で赤染することからヒアリン様物質，ルクソールファストブルー染色で青染することからリン脂質を含む沈着物であることがわかる．

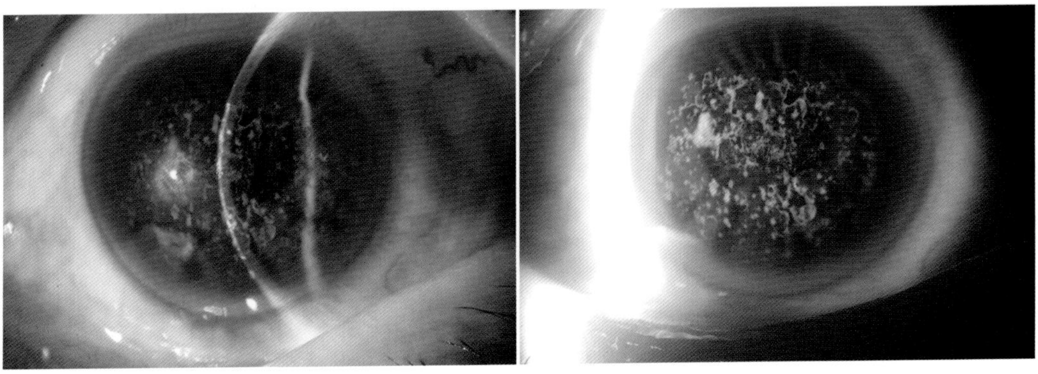

a|b　**図 3.** 顆粒状角膜ジストロフィⅠ型(R555W ヘテロ接合体)の前眼部所見
比較的小さめの顆粒状沈着をびまん性に認める．周辺部角膜には沈着は認めない．
強膜散乱法で確認すると角膜病変がより明らかとなる．
a：スリット光を用いた観察
b：強膜散乱法による観察

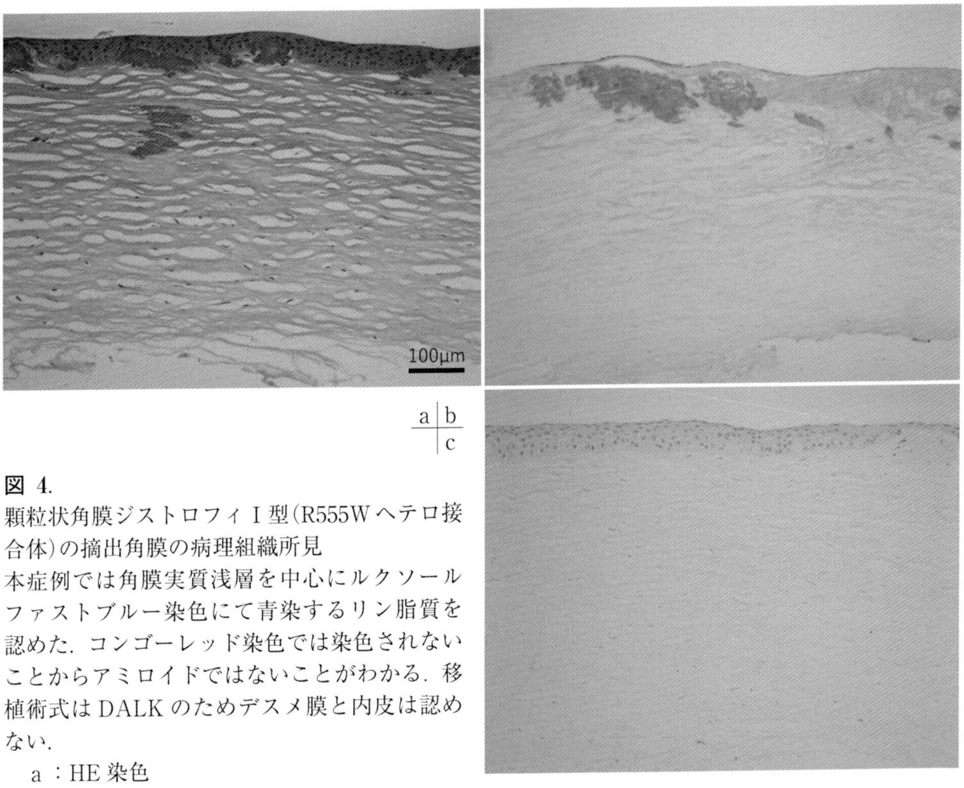

a|b
 |c

図 4.
顆粒状角膜ジストロフィⅠ型(R555W ヘテロ接合体)の摘出角膜の病理組織所見
本症例では角膜実質浅層を中心にルクソールファストブルー染色にて青染するリン脂質を認めた．コンゴーレッド染色では染色されないことからアミロイドではないことがわかる．移植術式は DALK のためデスメ膜と内皮は認めない．
a：HE 染色
b：ルクソールファストブルー染色
c：コンゴーレッド染色

顆粒状角膜ジストロフィⅡ型

1．遺伝学的所見

TGFBI 遺伝子 R124H[7]．我々は以前，この R124H と格子状角膜ジストロフィをきたす N544S の変異を持ち，両者の角膜所見の特徴を認めた症例を報告した[8]．角膜ジストロフィの症例には，この組み合わせ以外にも一個体に複数の遺伝子変異を持つ症例の報告が多数ある[9]．

2．角膜所見

初期には顆粒状の沈着が実質の浅層〜中層にかけて散在する．進行すると顆粒状の沈着が増すと

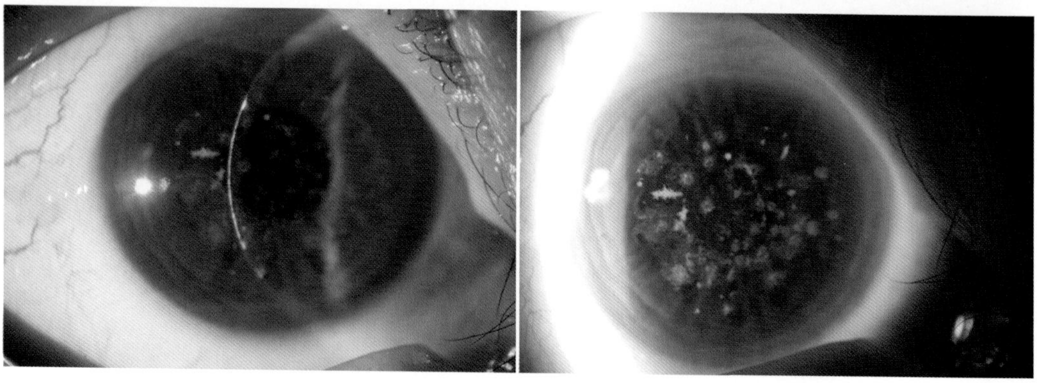

図 5. 顆粒状角膜ジストロフィⅡ型（R124H ヘテロ接合体）の前眼部所見 a｜b
顆粒状角膜ジストロフィⅠ型と比較するとやや大きい顆粒状沈着を認める．沈着物の形は顆粒状のみならず，金平糖様や線状のもの等，比較的バラエティーに富む．本症例では顆粒状の沈着の間に実質浅層レベルのびまん性の沈着を認めるため PTK の良い適応と考える．

a：スリット光を用いた観察
b：強膜散乱法による観察

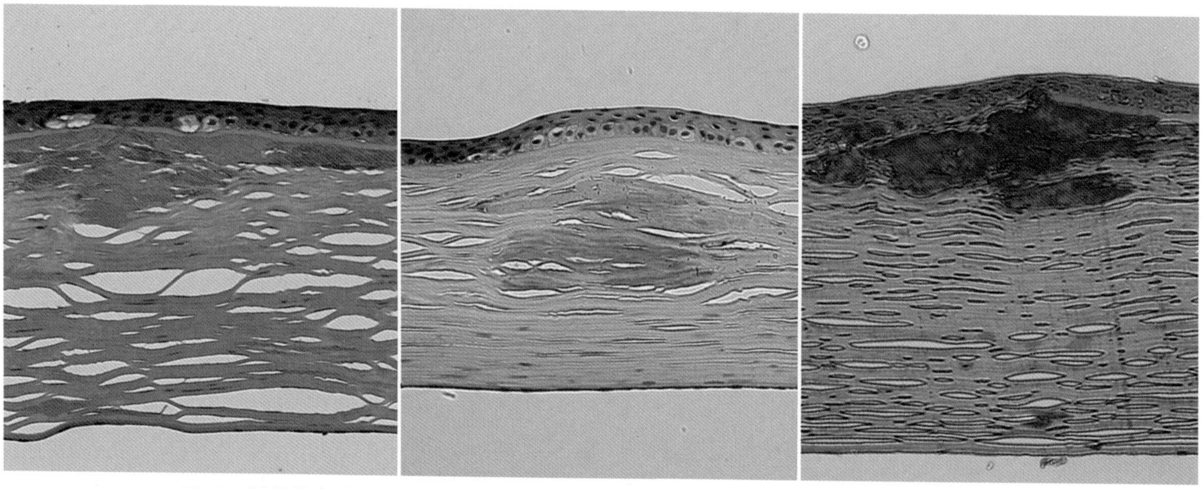

図 6 顆粒状角膜ジストロフィⅡ型（R124H ヘテロ接合体）の摘出角膜の病理組織所見 a｜b｜c
角膜実質浅層～中層にかけて HE 染色，コンゴーレッド染色，マッソン・トリクローム染色にて染まる物質の沈着を認めた．コンゴーレッド染色にて赤橙色に染色されていることからアミロイドを，マッソン・トリクローム染色にて赤色に染色されていることからヒアリンを含んでいることがわかる．

a：HE 染色
b：コンゴーレッド染色
c：マッソン・トリクローム染色

（西田輝夫：角膜テキスト．エルゼビアジャパン，p. 253，2010．および山田直之：眼病理アトラス（後藤　浩，小幡博人編）．総合医学社，p. 107，2020．より転載）

ともに1つ1つも大きくなる．さらに顆粒状の沈着間の実質の極めて浅層に，びまん性の面状の沈着も出現し，これにより視力低下をきたすため PTK の適応と考える（図 5）．なお，顆粒状の沈着のみならず顆粒状沈着＋線状沈着，金平糖状沈着等の表現型のパターンがある[10]．基本的には角膜上皮障害をきたさない．稀に，角膜ジストロフィがあるとは気付かれずに LASIK を受けている症例があり，その場合あたかも顆粒状角膜ジストロフィⅠ型のような細かな，ホモ接合体のような密な沈着をきたす．本ジストロフィでは比較的多くのホモ接合体症例が知られている．ホモ接合体で

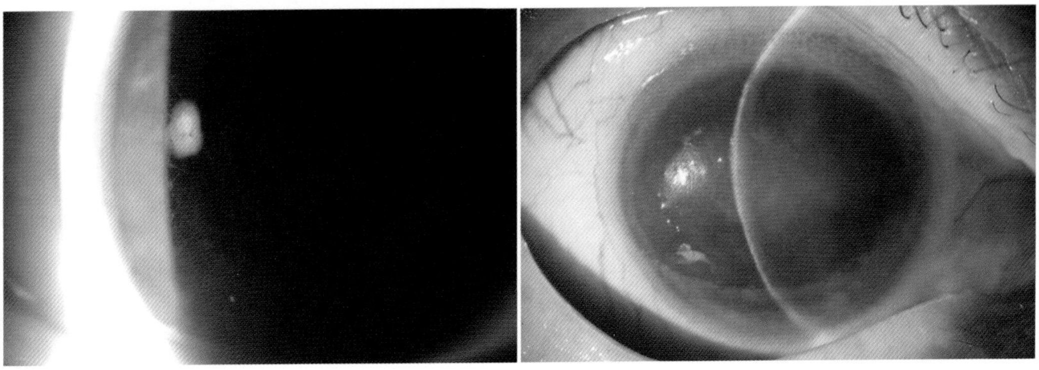

a|b　**図 7.** 格子状角膜ジストロフィＩ型(R124C ヘテロ接合体)の前眼部所見
反帰光で観察すると半透明な lattice line がみえる．スリット光で観察すると角膜中央部に混濁を認める．
a：反帰光を用いた観察
b：a とは別症例，スリット光を用いた観察

は両親は血族結婚であることが多く，小学生の頃から肉眼で確認できるほどの角膜の白色の混濁が認められる．

3．病理所見

顆粒状角膜ジストロフィⅡ型ではヒアリンとアミロイドの沈着を認める(図6)．角膜実質中にHE染色，コンゴーレッド染色，マッソン・トリクローム染色にて染まる沈着物を認め，コンゴーレッド染色にて赤橙色に染色されることからアミロイドを，マッソン・トリクローム染色にて赤色に染色されていることからヒアリンを含んでいることがわかる．

格子状角膜ジストロフィⅠ型

1．遺伝学的所見

TGFBI 遺伝子 R124C[7]

2．角膜所見

反帰光や強膜散乱法等で観察しやすい半透明の格子状線(lattice line)を認める(図7-a)．上皮の接着性は低下し，学童期より再発性角膜びらんを呈する症例もある．ここで観察される上皮欠損はHSV による樹枝状角膜炎とよく似ているので誤診しないように留意が必要である．通常，40 代以降で角膜中央部の混濁が増強し，角膜移植の適応となる(図7-b)．術式はDALK を選択する．デスメ膜を露出するのが理想ではあるが，デスメ膜を破って PKP へコンバートとなるよりは，実質が少し残って semi DALK になるほうがまだ良い．格子状角膜ジストロフィⅠ型の場合，全層にわたり比較的均等に沈着がある(図8)ので，デスメ膜を綺麗に露出できず実質の最深層が残存したとしても，実質の9割の深さまで除去できれば混濁も1/10 となり，実際に術後視力も比較的出ている印象がある．PKP 後は上皮の再被覆が遅いので留意が必要である[11]．

3．病理所見

格子状角膜ジストロフィⅠ型では上皮下や実質にアミロイドの沈着を認める(図8)．以前，我々は格子状角膜ジストロフィⅠ型(R124C)の症例であるにもかかわらずアミロイド沈着を認めない症例を経験したので改めて角膜所見・遺伝学的所見・病理学的所見の整合性が確認する必要を感じた[12]．

格子状角膜ジストロフィⅢA 型
(Ⅳ型，CDL-deep)

1．遺伝学的所見

TGFBI 遺伝子 L527R[13]．現在では格子状角膜ジストロフィⅠ型以外の格子状角膜ジストロフィは variants とまとめられている[5]．

2．角膜所見

中層～深層にかけて，Ⅰ型と比して太く白色の格子状線(lattice line)を認める(図9)．一方，小粒状沈着を認めるタイプもあり，両者が混在するタイプ，左右眼で表現型の違うタイプもある．

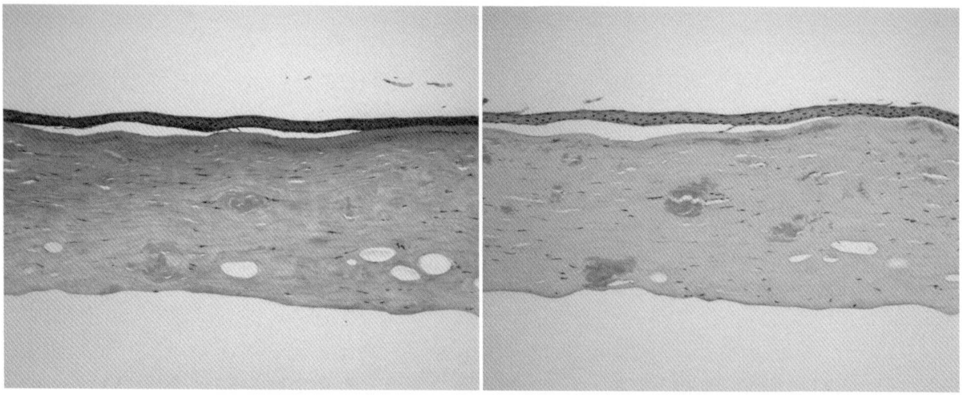

図 8. 格子状角膜ジストロフィⅠ型(R124C ヘテロ接合体)の摘出角膜の病理組織所見 a|b
本症例ではコンゴーレッド染色にて赤橙色に染色されることからアミロイドであることがわかる．比較的実質の深層まで実質全層性にアミロイドの沈着がある．移植術式は DALK のためデスメ膜と内皮は認めない．
a：HE 染色
b：コンゴーレッド染色

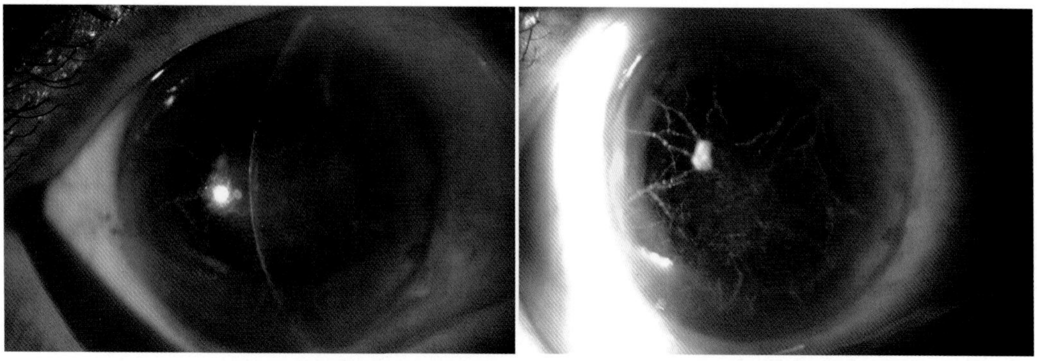

図 9. 格子状角膜ジストロフィⅢA 型(L527R ヘテロ接合体)の前眼部所見 a|b
比較的太い格子状線を実質の中層～深層にかけて認める．アカントアメーバ角膜炎で観察される放射状角膜神経炎にも一見似ているが，浸潤や上皮障害，充血等の炎症所見を伴わないことで鑑別可能である．
a：スリット光を用いた観察
b：強膜散乱法による観察

L527R の表現型にはこのような variation がある[10]が，何がそれを規定しているのか不明である．上皮障害はきたさない．我々は世界で最初に格子状角膜ジストロフィのホモ接合体の症例を報告したが，顆粒状角膜ジストロフィⅡ型におけるヘテロ-ホモ接合体の重症度の差ほどの違いは認めなかった[14]．

3．病理所見

中層～深層に格子状線に該当すると思われるアミロイド沈着を認める(図 10)．

膠様滴状角膜ジストロフィ

1．遺伝学的所見

TACSTD2 遺伝子 Q118X，632delA．膠様滴状角膜ジストロフィの遺伝子変異の同定は本邦で初めて行われた[15]．

本ジストロフィと斑状角膜ジストロフィは常染色体劣性遺伝形式であるため，原則両親は血族結婚である．しかしながら，両ジストロフィとも遺伝子変異の種類が非常に多いため，血族結婚でな

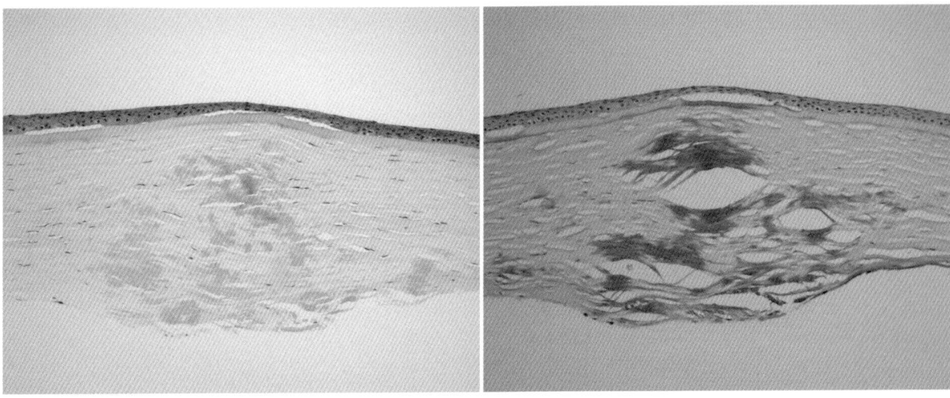

a｜b

図 10. 格子状角膜ジストロフィⅢA 型(L527R ヘテロ接合体)の摘出角膜の病理組織所見
本症例ではコンゴーレッド染色にて赤橙色に染色されることからアミロイドであることがわかる．実質の中層～深層にかけて比較的大きめのアミロイドの沈着を認める．移植術式は DALK のためデスメ膜と内皮は認めない．
a：HE 染色
b：コンゴーレッド染色

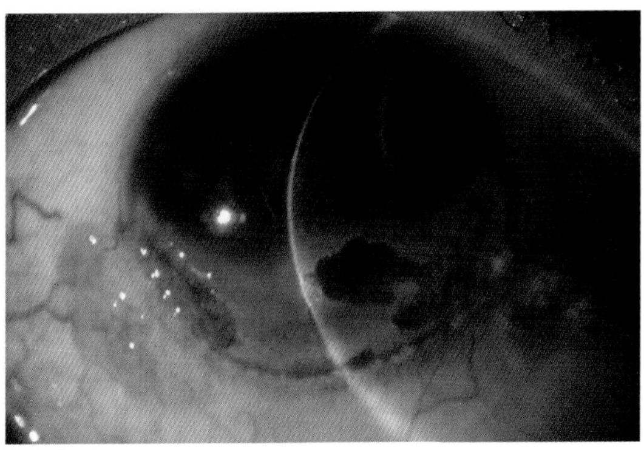

図 11. 膠様滴状角膜ジストロフィ(Q118X ホモ接合体)の前眼部所見
本症例は band keratopathy 型である．結膜病変を伴う唯一の角膜ジストロフィでもある．

い場合でも，複合ヘテロ接合体(例えば，Q118X ヘテロ接合体＋632delA ヘテロ接合体)という形で患者が生まれうる．

2．角膜所見

角膜は比較的広い範囲がびまん性に濁っており，表現型は多様であり，band keratopathy(図 11)，stromal opacity，kumquat-like(金柑様)，typical mulberry(桑の実様)等のパターンがある[16]．血管侵入や結膜病変(図 11)を伴う場合もある．

3．病理所見

角膜上皮下にアミロイド沈着を認め，同部位の上皮の菲薄化が確認できる(図 12)．

斑状角膜ジストロフィ

1．遺伝学的所見

CHST6 遺伝子，さまざまな変異がある．斑状角膜ジストロフィの遺伝子変異の同定も本邦で初めて行われた[17]．

2．角膜所見

角膜中央部ではほぼ全層性びまん性の沈着を，周辺部では浅層に斑状の沈着を認める(図 13)．表現型は比較的一様である．内皮異常もきたすため全層角膜移植の良い適応である．

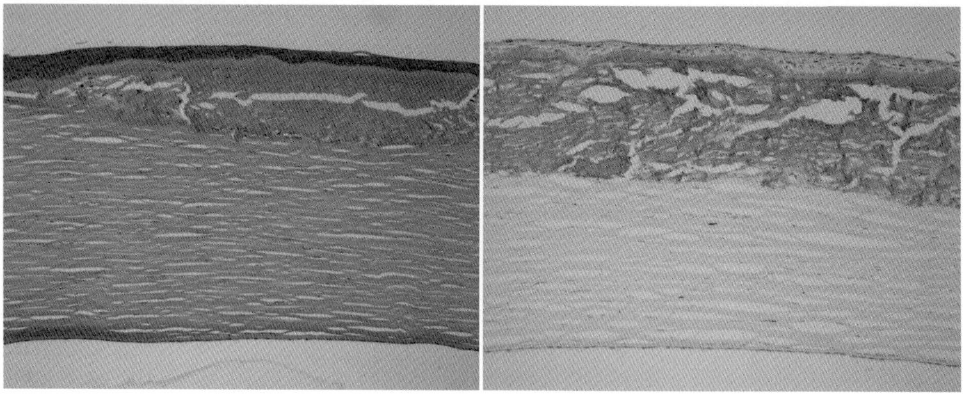

図 12. 膠様滴状角膜ジストロフィ(Q118X ホモ接合体)の摘出角膜の病理組織所見　a|b
本症例ではコンゴーレッド染色にて赤橙色に染色されることからアミロイドであることがわかる．角膜上皮下にアミロイド沈着を認め，同部位の上皮の菲薄化が確認できる．
a：HE 染色
b：コンゴーレッド染色

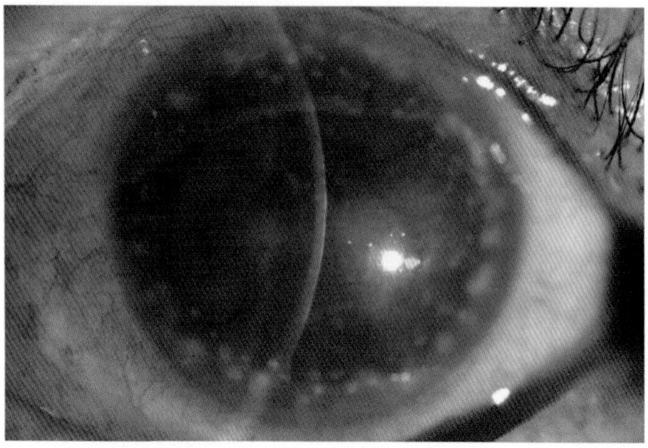

図 13. 斑状角膜ジストロフィ(E274K ヘテロ接合体＋P186R ヘテロ接合体の複合ヘテロ接合体)の前眼部所見
角膜中央部ではほぼ全層性びまん性の沈着を，周辺部では浅層に斑状の沈着を認める．

3．病理所見

角膜上皮下，角膜実質内，角膜実質細胞内，角膜内皮細胞にアルシアン・ブルー染色あるいはコロイド・鉄染色で染色される酸性ムコ多糖類を認める(図 14)．

文　献

1) Morita Y, Chikama T, Yamada N, et al：New mode of treatment for lattice corneal dystrophy type Ⅰ：corneal epithelial debridement and fibronectin eye drops. Jpn J Ophthalmol, **56**：26-30, 2012.
2) Maeno S, Soma T, Tsujikawa M, et al：Efficacy of therapeutic soft contact lens in the management of gelatinous drop-like corneal dystrophy. Br J Ophthalmol, **104**：241-246, 2020.
3) Kitamoto K, Taketani Y, Fujii W, et al：Generation of mouse model of TGFBI-R124C corneal dystrophy using CRISPR/Cas9-mediated homology-directed repair. Sci Rep, **10**：2000, 2020. doi：10.1038/s41598-020-58876-w
4) Taketani Y, Kitamoto K, Sakisaka T, et al：Repair of the TGFBI gene in human corneal keratocytes derived from a granular corneal dystrophy patient via CRISPR/Cas9-induced homology-directed repair. Sci Rep, **7**：16713,

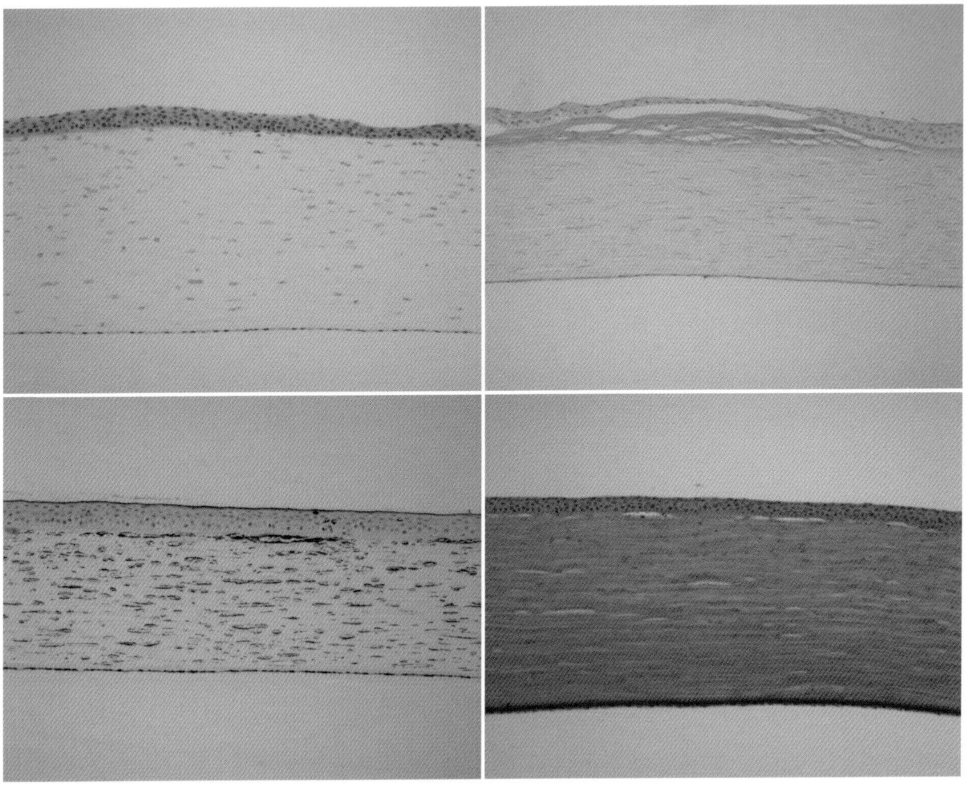

a | b
c | d

図 14. 斑状角膜ジストロフィ(C102X ヘテロ接合体＋R211W ヘテロ接合体の複合ヘテロ接合体)の摘出角膜の病理組織所見
本症例では角膜上皮下，角膜実質内，角膜実質細胞内，角膜内皮細胞にアルシアン・ブルー染色あるいはコロイド・鉄染色で染色される酸性ムコ多糖類を認める．

a：HE 染色
b：アルシアン・ブルー染色
c：コロイド・鉄染色
d：PAS 染色

2017. doi：10.1038/s41598-017-16308-2

5) Weiss JS, Møller HU, Aldave AJ, et al：IC3D classification of corneal dystrophies—edition 2. Cornea, **34**：117-159, 2015.
Summary The International Committee for Corneal Dystrophies (IC3D)による角膜ジストロフィの国際分類．PDF ファイルがフリーでダウンロードできるので是非参照されたい．

6) 山田直之，岡山直子：角膜ジストロフィ遺伝子検査の実際．眼科診療のスキルアップ前眼部編．メジカルビュー社，pp. 184-189，2009.

7) Munier FL, Korvatska E, Djemaï A, et al：Kerato-epithelin mutations in four 5q31-linked corneal dystrophies. Nat Genet, **15**：247-251, 1997.
Summary 1997 年に Munier らによって Nature Genetics に発表された衝撃的な論文．彼らは比較的頻度の高い 4 種類の角膜ジストロフィである Groenouw type Ⅰ(CDGG1)，Reis-Bucklers (CDRB)，lattice type Ⅰ(CDL1) and Avellino (ACD)の責任遺伝子がケラトエピテリン(βig-h3)遺伝子(現在の TGFBI 遺伝子)でありそれぞれの変異も同定した．この発表がブレイクスルーとなり，以後約 10 年にわたり世界中から角膜ジストロフィの novel mutation が発表され続けた．

8) Yamada N, Kawamoto K, Morishige N, et al：Double mutation (R124H, N544S) of TGFBI in two sisters with combined expression of Avellino and lattice corneal dystrophies. Mol Vis, **15**：974-979, 2009.

9) 山田直之：角膜ジストロフィの遺伝子診断 update．臨眼，**64**：623-628，2010.

10) 山田直之：角膜ジストロフィの遺伝子診断．臨眼，**71**：164-174，2017.

11) Kawamoto K, Morishige N, Yamada N, et al：

Delayed corneal epithelial wound healing after penetrating keratoplasty in individuals with lattice corneal dystrophy. Am J Ophthalmol, **142** : 173-174, 2006.
12) Morishige N, Chikama T, Ishimura Y, et al : Unusual phenotype of an individual with the R124C mutation in the TGFBI gene. Arch Ophthalmol, **122** : 1224-1227, 2004.
13) Fujiki K, Hotta Y, Nakayasu K, et al : A new L527R mutation of the betaIGH3 gene in patients with lattice corneal dystrophy with deep stromal opacities. Hum Genet, **103** : 286-289, 1998.
14) Yamada N, Chikama TI, Morishige N, et al : Homozygous mutation (L527R) of TGFBI in an individual with lattice corneal dystrophy. Br J Ophthalmol, **89** : 771-773, 2005.
15) Tsujikawa M, Kurahashi H, Tanaka T, et al : Identification of the gene responsible for gelatinous drop-like corneal dystrophy. Nat Genet, **21** : 420-423, 1999.
16) Ide T, Nishida K, Maeda N, et al : A spectrum of clinical manifestations of gelatinous drop-like corneal dystrophy in japan. Am J Ophthalmol, **137** : 1081-1084, 2004.
17) Akama TO, Nishida K, Nakayama J, et al : Macular corneal dystrophy type Ⅰ and type Ⅱ are caused by distinct mutations in a new sulphotransferase gene. Nat Genet, **26** : 237-241, 2000.

MB OCULI. No. 114：41－47, 2022

特集／知らないでは済まされない眼病理

ぶどう膜腫瘍

後藤　浩*

Key Words： ぶどう膜腫瘍(uveal tumor)，虹彩腫瘍(iris tumor)，毛様体腫瘍(ciliary body tumor)，脈絡膜腫瘍(choroidal tumor)，悪性黒色腫(melanoma)

Abstract：ぶどう膜(虹彩，毛様体，脈絡膜)組織にはさまざまな良性および悪性腫瘍が発生する可能性がある．しかし，いずれも稀な疾患であるため，その病理組織像については広く知られてはいない．一方，例えば脈絡膜悪性黒色腫(メラノーマ)では今日でも治療の一環として眼球摘出が行われることがあり，その病理組織学的所見は生命予後にかかわる重要な情報をもたらすため，眼科医として最低限の知識は認識しておきたい．

はじめに

ぶどう膜は発生学的にもさまざまな組織から構成されているため，さまざまな良性もしくは悪性腫瘍が発生する可能性がある．しかし，いずれも稀な疾患であるため，その病理組織所見に触れる機会はごく限られている．一方，悪性黒色腫(メラノーマ)のように摘出された眼球の病理組織所見から得られる情報が生命予後を推察するうえで重要な鍵となる腫瘍もある．

本稿では虹彩，毛様体，脈絡膜に発生する代表的な良性および悪性腫瘍を紹介するとともに，脈絡膜悪性黒色腫の病理組織学的特徴と臨床的に重要な評価のポイントを中心に解説する．

ぶどう膜に生じる腫瘍[1)]

1．虹彩腫瘍

虹彩には囊胞(図1-a)，母斑，黒色細胞腫(図1-b)，神経線維腫症1型にみられるLisch結節等の良性腫瘍と，悪性黒色腫，悪性リンパ腫，転移性虹彩腫瘍(図1-c)等の悪性腫瘍が発生する．

2．毛様体腫瘍

毛様体には黒色細胞腫，腺腫(図2)，平滑筋腫(図3)，神経鞘腫，囊胞等の良性腫瘍と，悪性黒色腫，腺癌，髄様上皮腫等の悪性腫瘍が生じる可能性がある．

3．脈絡膜腫瘍

脈絡膜には母斑，血管腫(限局性血管腫およびSturge-Weber症候群にみられるびまん性血管腫)，骨腫，黒色細胞腫等の良性腫瘍と，悪性黒色腫や転移性脈絡膜腫瘍等の悪性腫瘍がある．

1）脈絡膜母斑

扁平もしくはわずかな隆起を伴った境界がやや不明瞭な色素性病変で，色調は黒褐色，茶褐色，濃いモスグリーン様を呈する．しばしばドルーゼンを伴う．大きさは1～5乳頭径のことが多く，厚さは1.5～2 mm程度で，それ以上の隆起を示す色素性病変の場合は悪性黒色腫の可能性を疑う．

母斑の周囲には漿液性網膜剝離を生じることがあり，剝離が黄斑部に及ぶと視力低下の原因となる．

* Hiroshi GOTO，〒160-0023　東京都新宿区西新宿6-7-1　東京医科大学臨床医学系眼科学分野，主任教授

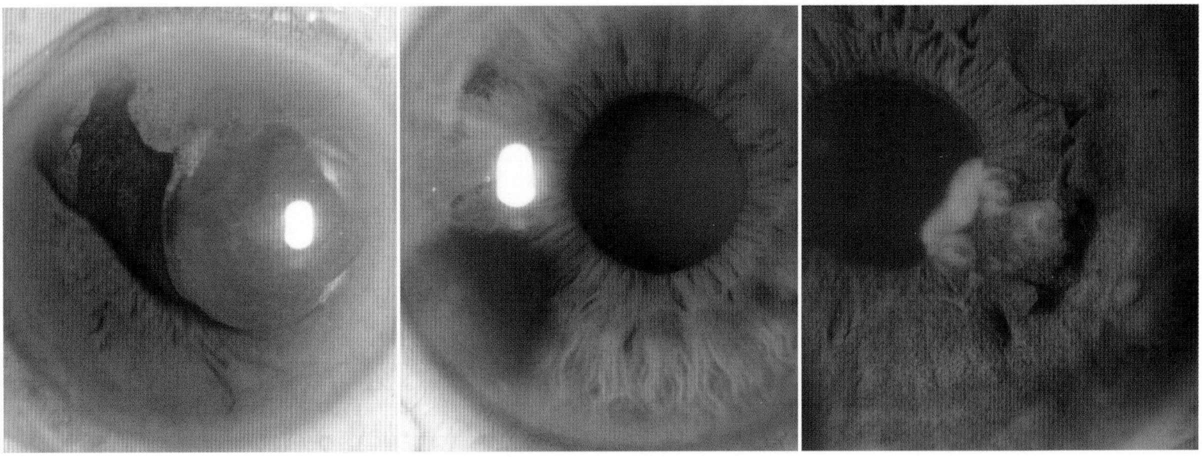

図 1. 虹彩腫瘍 a|b|c

a：虹彩嚢胞
b：虹彩黒色細胞腫(メラノサイトーマ)
c：転移性虹彩腫瘍(肺小細胞癌の虹彩転移)

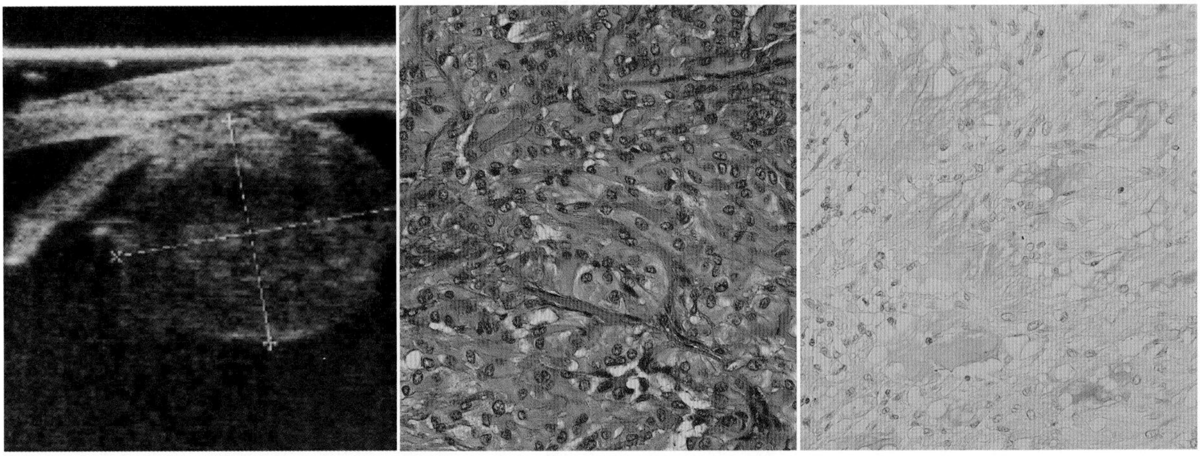

図 2. 毛様体無色素上皮由来の腺腫 a|b|c

a：超音波生体顕微鏡所見
b：腺腔様構造を呈する上皮細胞の増殖のなかに肥厚した基底膜が随所にみられる.
c：腫瘍の間質は粘液の産生を示すアルシアンブルーが陽性である.

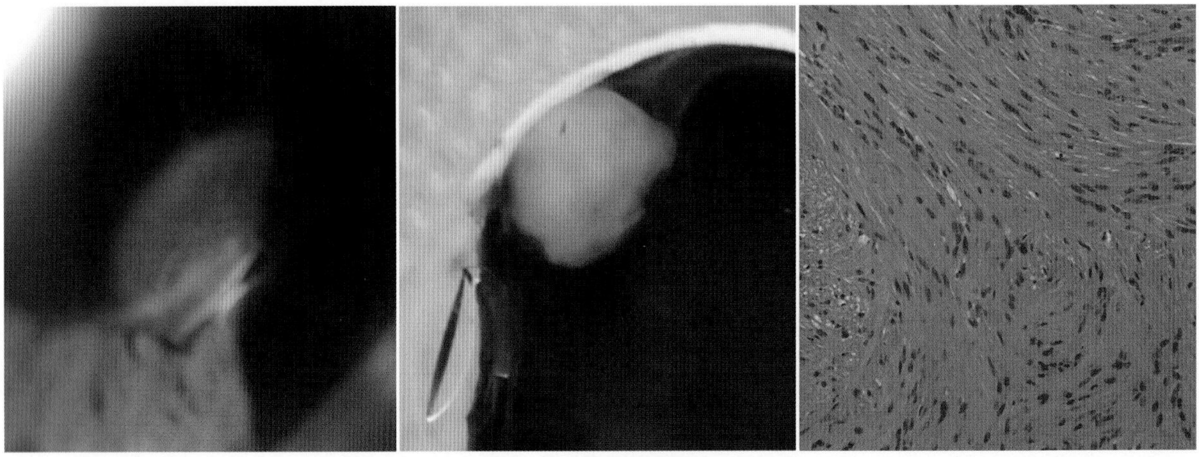

図 3. 毛様体平滑筋腫 a|b|c

a：虹彩の後方に観察される茶褐色の腫瘍
b：腫瘍内部に色素はないため，割面は白色を呈している.
c：細長い核を有する紡錘形の細胞が束状に増殖している.

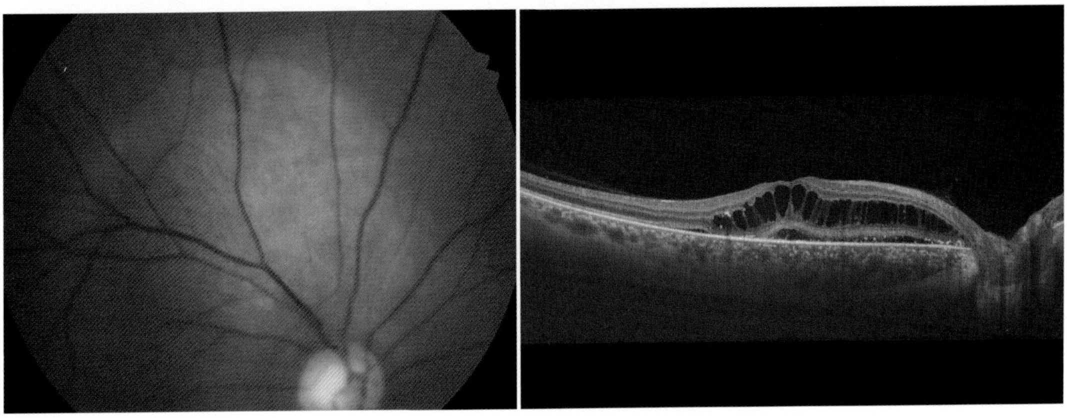

a|b

図 4. 脈絡膜血管腫
a：わずかに隆起を伴った橙赤色の病変
b：光干渉断層計では，腫瘍とは離れた黄斑部に網膜分離とわずかな漿液性網膜剝離が確認される．

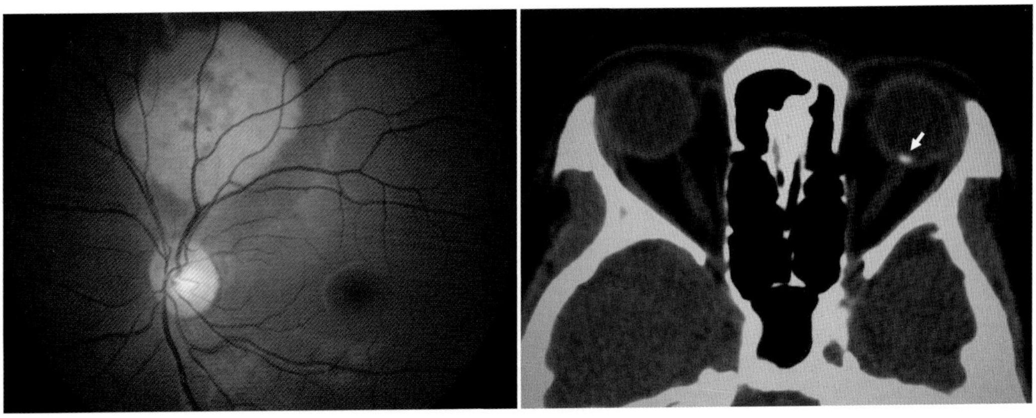

a|b

図 5. 脈絡膜骨腫
a：隆起がほとんどない黄橙色の境界明瞭な病変
b：眼窩 CT では眼球の後壁に沿って眼窩骨と同じ高吸収域が確認される(矢印)．

2）(限局性)脈絡膜血管腫

片眼の眼底後極部に数乳頭径大の橙赤色，橙色，もしくは赤色を呈する，わずかに隆起を伴った比較的境界明瞭な病変である(図 4-a)．腫瘍の真上，あるいは周囲に漿液性網膜剝離や網膜分離を伴うことがあり(図 4-b)，黄斑に及ぶと視力低下をきたす．時間経過とともに腫瘍に接した網膜色素上皮に萎縮を生じ，色調の変化をきたす．眼底後極部に発生した場合，腫瘍の厚みの分だけ眼軸が短縮し，遠視化する．

3）脈絡膜骨腫

若年の女性にみられることの多い，橙色，黄橙色，もしくは黄白色の境界明瞭で隆起に乏しい斑状病変で，視神経乳頭周囲に好発する(図 5-a)．両眼に生じることもある．発症後，しばらくは経時的に病変が拡大していき(骨形成期)，眼底後極部の広範囲に及ぶ病変となることもあり，黄斑に及んだ場合は著しい視機能低下をきたす．脱カルシウムを生じるようになると(骨吸収期)，灰白色～白色の色調に変化していくとともに不規則な色素沈着を伴う．

漿液性網膜剝離の他，骨腫内から新生血管を生じ，その破綻出血によって視力低下の原因となることがある．

超音波断層検査(B モード)では骨腫に一致した強い反射と後方のエコーの減弱(音響陰影)が，眼窩 X 線 CT では眼球壁に沿った限局性の高吸収域がみられる(図 5-b)．

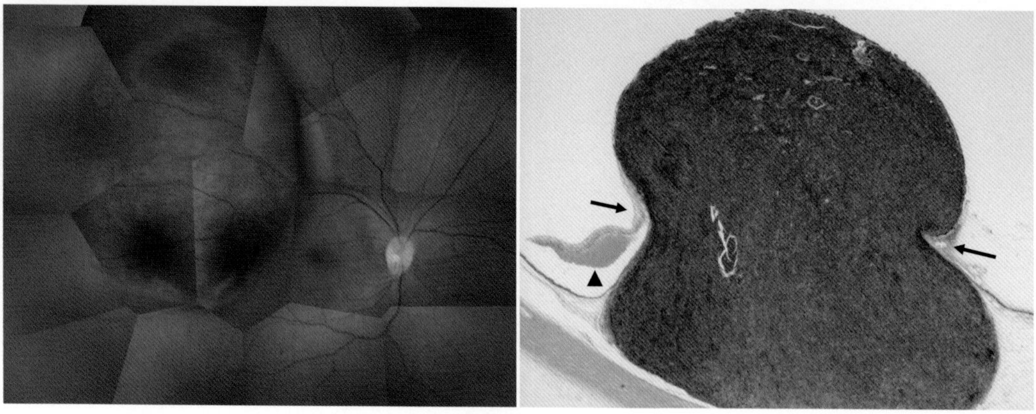

図 6. 脈絡膜悪性黒色腫 a|b

a：眼底に丈の高い隆起を呈する茶褐色の腫瘤
b：摘出眼球の病理組織像．Bruch 膜の断裂(矢印)によって腫瘍が硝子体腔側に増殖している様子が伺える．腫瘍の脇にはわずかな網膜剝離(矢頭)がみられる．

4）脈絡膜悪性黒色腫

虹彩や毛様体から発生する悪性黒色腫は稀で，全体の 9 割以上は脈絡膜から発生する．黒褐色～茶褐色を呈する隆起性病変で(図 6-a)，色調は腫瘍内のメラニン色素の多寡によって異なる．初期は小さく扁平な病変であるが，腫瘍が増殖して丈が高くなると Bruch 膜を穿破して硝子体腔側に急速に増大していく(図 6-b)．腫瘍の周囲に漿液性網膜剝離を生じることがあり，時に高度な剝離となる．

MRI では一般に T1 強調画像で高信号に，T2 強調画像で低信号に描出される．ヨードアンフェタミン(^{123}I-IMP)をトレーサーとしたシンチグラフィ(single photon emission CT, SPECT)検査では静注 24 時間後に患眼に一致した異常集積像がみられ，感度，特異度ともに優れた診断法である[2]．

＜脈絡膜悪性黒色腫の病理組織像＞

かつては脈絡膜悪性黒色腫に対する治療は眼球摘出術が主流であったが，近年はさまざまな放射線照射による眼球温存療法が行われるようになってきたため，以前と比べて病理組織像を目にする機会は減少傾向にある．しかし，特徴的な細胞形態に基づいた Callender 分類[3]は生命予後を反映する重要な分類法であるため，眼球摘出が行われた際には正確な評価が必要となる．主な細胞型と病理組織学的な特徴は以下の通りである．

a）A 型紡錘形細胞型(spindle A cell type)(図 7-a)

クロマチンに富む楕円形の細長い核を有する細胞の増殖で，核小体は明瞭でない．核分裂像を伴うことはほとんどなく，したがって生命予後も良好であることが多い．

b）B 型紡錘形細胞型(spindle B cell type)(図 7-b)

A 型紡錘形細胞型よりもやや大きく，楕円形の核を有する紡錘形の細胞から構成され，核小体が明瞭である．核分裂像も散見される．

c）類上皮細胞型(epithelioid cell type)(図 7-c)

大きな胞体と多形性に富む核を有する大型の細胞からなる．核内のクロマチンが豊富で，大きな核小体を有するのが特徴である．しばしば核分裂像もみられる．細胞間の接合が弱いため，病理標本の作製に際して細胞間隙を生じることがある．

d）混合型(mixed cell type)

上記の紡錘形細胞と類上皮細胞が混在しているタイプで，その多くは B 型紡錘形細胞型と類上皮細胞型が混在しているパターンである．

類上皮細胞型の脈絡膜悪性黒色腫の生命予後は紡錘形細胞型のそれと比較して不良であることが知られている．

脈絡膜悪性黒色腫の腫瘍内にはリンパ球をはじ

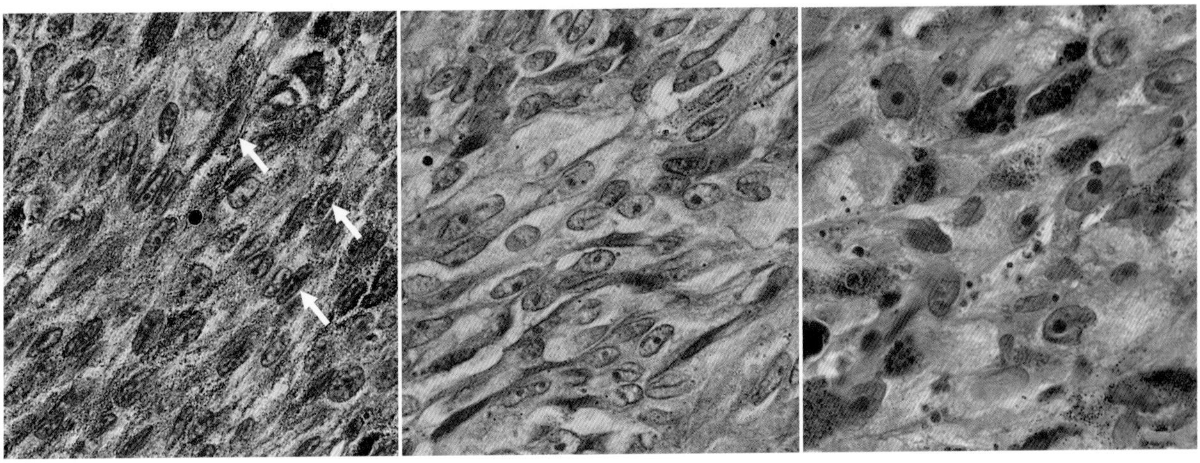

a|b|c

図 7. 脈絡膜悪性黒色腫の Callender 分類
a ：A 型紡錘形細胞型
b ：B 型紡錘形細胞型
c ：類上皮細胞型

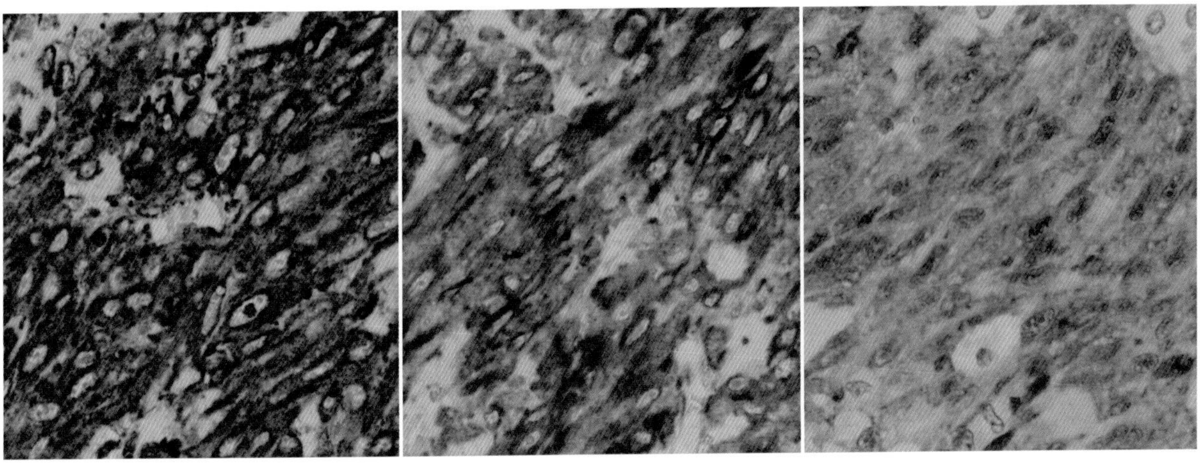

a|b|c

図 8. 脈絡膜悪性黒色腫の免疫染色
いずれも陽性である.
a ：HMB-45
b ：Melan A
c ：S-100

めとした免疫担当細胞の浸潤がみられる．また，腫瘍細胞由来のメラニン色素を貪食したマクロファージ(メラノファージ)も散見される．悪性黒色腫に対する免疫染色としては HMB-45，Melan A(MART1)，S-100 等の古典的なマーカー(図 8)の他，MIFT や SOX10 等が陽性となる．

なお，腫瘍組織内のメラニン色素が豊富な場合，上述した細胞形態による分類や浸潤細胞の評価は困難であるため，過酸化水素による脱メラニン処理が必要となる．

悪性黒色腫細胞の眼外組織への浸潤は生命予後不良因子であり[4](図 9-a)，特に渦静脈内への浸潤(図 9-b)は他臓器転移を示唆する所見である．細胞型を含めたこれらの病理組織所見は生命予後にかかわることから，治療(眼球摘出)後の経過観察の方法や診察の間隔等に反映させていく必要がある．

5）転移性脈絡膜腫瘍

転移性脈絡膜腫瘍の眼底所見は原疾患や病期によって大きく異なり，多彩である．原発巣は肺癌と乳癌のことが多い．乳癌の場合は原発巣である乳腺の既往歴が明らかなことが多く，臨床診断に

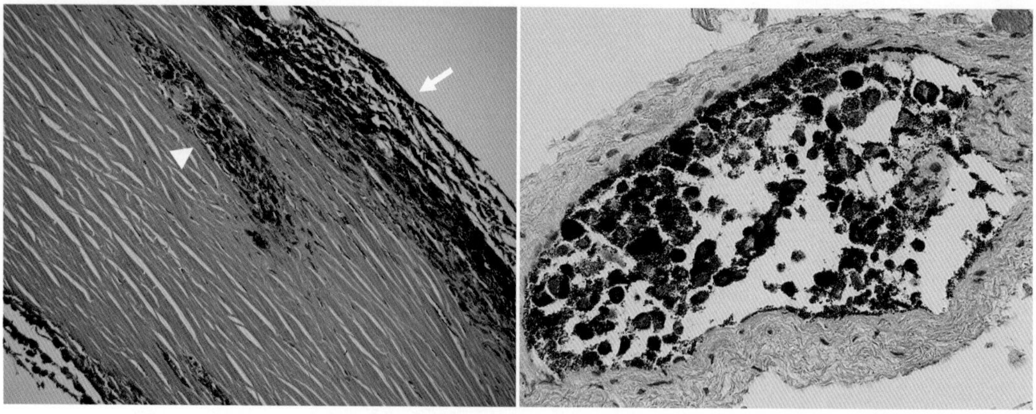

図 9. 脈絡膜悪性黒色腫の眼外浸潤　a|b
a：メラニン色素を伴った腫瘍の強膜内浸潤(矢頭)と強膜外浸潤(矢印)
b：腫瘍の渦静脈内浸潤

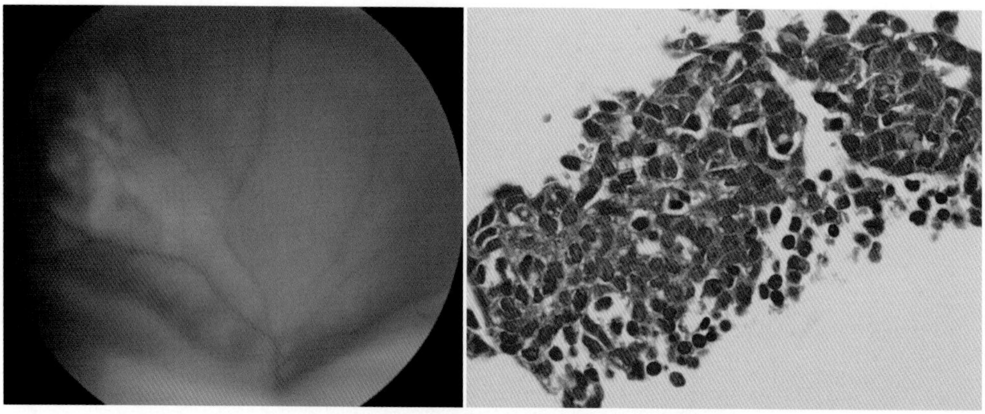

図 10. 転移性脈絡膜腫瘍(肺扁平上皮癌の脈絡膜転移)　a|b
a：黄色調のわずかな隆起性病変と，胞状の網膜剝離がみられる．
b：脈絡膜生検で得られた，シート状の増殖を示す異形性を伴った上皮様細胞の集塊

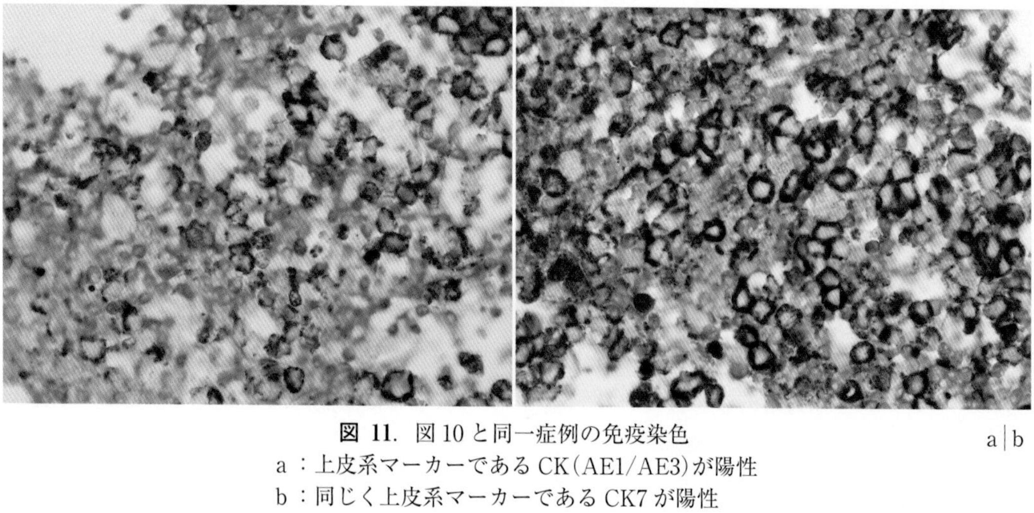

図 11. 図 10 と同一症例の免疫染色　a|b
a：上皮系マーカーである CK(AE1/AE3)が陽性
b：同じく上皮系マーカーである CK7 が陽性

苦慮することは比較的少ない．一方，肺癌を含む一部の悪性腫瘍では転移巣である眼底病変が先行して発見されることがある．転移成立後の初期の段階では隆起のない網膜下の境界明瞭な，あるいは不明瞭な滲出病巣様の外観を呈し，徐々に病巣のサイズと丈が増していく．

両眼に転移することもある他，同一眼内に複数の転移がみられることもある．しばしば腫瘍の周囲に滲出性網膜剝離を生じ，短期間で胞状剝離に至ることがある．

<転移性脈絡膜腫瘍の病理組織像>

原発巣の診断に苦慮する場合，ごく稀ではあるが診断目的に脈絡膜生検が行われることがある．

図10-aは臨床的に転移性脈絡膜腫瘍が疑われるも，当初は全身の精査で原発巣がみつからず，診断確定目的に経強膜的脈絡膜生検が行われたケースである．上皮性腫瘍を疑わせる病理組織所見（図10-b）と，免疫染色の結果から上皮性悪性腫瘍の転移が明らかとなり（図11），後日，原発巣である肺癌が診断された．

おわりに

虹彩や毛様体の良性腫瘍についても視機能へ悪影響が及んだ場合は外科的切除とともに病理組織学的所見に触れる機会もありうる．悪性腫瘍，特に悪性黒色腫については，ぶどう膜組織のいずれに生じた場合も治療の一環として眼球摘出術が行われる可能性がある．原疾患や検体が何であれ，病理組織像から得られる情報は極めて貴重である．可能であるならばエキスパートと顕微鏡を介して病理組織所見を共有し，疾患に対する理解を深めていくことが望ましい．

文　献

1) 後藤　浩：眼内腫瘍アトラス．医学書院，2019.
2) Goto H, Usui M, Ishii I：Efficacy of (123) N-isopropyl-p-[(123) I]-iodoamphetamine single photon emission computed tomography for the diagnosis of uveal malignant melanoma. Am J Ophthalmol, **132**：937-939, 2001.
Summary　脈絡膜悪性黒色腫の診断に極めて有用な核医学検査について報告した文献．
3) McLean IW, Foster WD, Zimmerman LE, et al：Modifications of Callender's classification of uveal melanoma at the Armed Forces Institute of Pathology. Am J Ophthalmol, **96**：502-509, 1983.
4) Shields CL, Kaliki S, Cohen MN, et al：Prognosis of uveal melanoma based on race in 8100 patients：The 2015 Doyne Lecture. Eye (Lond), **29**：1027-1035, 2015.

MB OCULI. No. 114：48－55, 2022

特集／知らないでは済まされない眼病理

仮面症候群の診断と病理について

武田篤信*

Key Words： 眼内悪性リンパ腫(intreocular lymphoma)，網膜硝子体リンパ腫(vitreoretinal lymphoma)，硝子体混濁(vitreous opacity)，網膜下浸潤(subretinal infiltration)，硝子体手術(vitrectomy)，びまん性大細胞型Bリンパ腫(diffuse large cell B-cell lymphoma)，セルブロック法(vitrectomy cell block)

Abstract：仮面症候群は硝子体混濁等の臨床像がぶどう膜炎と類似した悪性疾患の総称で，代表疾患として眼内悪性リンパ腫，白血病，転移性ぶどう膜腫瘍等がある．仮面症候群には，これら眼内悪性リンパ腫等の悪性腫瘍が，長期間ステロイド治療されてきた原因不明の慢性ぶどう膜炎のなかに含まれていることがある．

眼内腫瘍の多くは細胞診による腫瘍細胞の検出が確定診断に必須である．眼内悪性リンパ腫は5年生存率が61.1%と予後不良であるため，早期診断が求められる．眼内悪性リンパ腫の確定診断は細胞診による腫瘍細胞の検出が至適基準とされているが，検体量が少なく診断が難しいことがある．本稿では診断の流れ，および硝子体手術により得られた硝子体サンプルからのセルブロック法について，筆者らの施設の方法について紹介する．

はじめに

眼内悪性リンパ腫は，症状と所見等の病像がぶどう膜炎と類似する，いわゆる「仮面症候群」と呼ばれる代表疾患の1つである．眼内悪性リンパ腫は一般的には眼原発のものと中枢神経(CNS)系からの浸潤とがあり，原発中枢神経系リンパ腫の一亜型と考えられている．

眼内悪性リンパ腫は5年生存率が61.1%と予後不良の疾患で[1]，眼病変が初発の症例では発症数年以内に約60～90%の症例で中枢神経系に浸潤がみられる[2]．中枢神経浸潤は放置しておくと数か月で死に至る．一方，中枢神経系リンパ腫(central nervous system lymphoma：CNSL)が初発し眼内に浸潤する症例は約10～20%である．また，リンパ腫初発時に眼内病変がある症例の16～34%はすでに中枢神経病変を伴っている[3]．中枢神経系以外の臓器原発，いわゆる二次性(転移性)の頻度は約10%である[1]．二次性の原発臓器として，鼻咽頭，リンパ節，精巣，皮膚，女性では乳房等の報告がある[4)5]．眼原発性リンパ腫と二次性リンパ腫の臨床像からの鑑別は難しい．我々が一般に眼内悪性リンパ腫として呼んでいるものは，硝子体網膜リンパ腫(vitreoretinal lymphoma：VRL)であり，本編では以後VRLとし述べていく．

臨床症状と画像所見

1．疫　学

VRLの好発年齢は50～60歳代で，性差はないが，やや女性に多いとする報告がある[6]．日本全国の大学病院におけるぶどう膜炎の疫学調査において，2002年では原因の1%，2016年では2.6%を占めており，診断技術の向上による可能性もあるが，増加傾向にある[7]．VRLの組織型の約9割

* Atsunobu TAKEDA，〒812-8582　福岡市東区馬出3-1-1　九州大学大学院医学研究院眼科，准教授

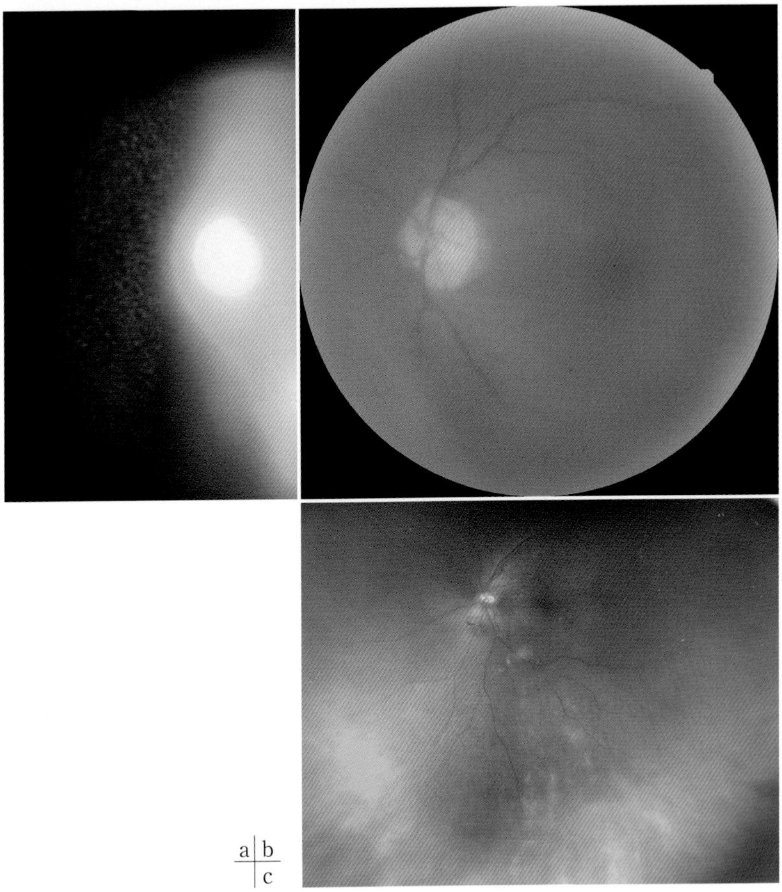

a | b
c

図 1．硝子体混濁
ａ：細隙灯顕微鏡画像．前部硝子体に大型の細胞がみられる．
ｂ，ｃ：索状の硝子体混濁がみられる（c：超広角レーザー走査型検眼鏡による）．
（武田篤信：眼原発中枢神経リンパ腫および二次性眼内悪性リンパ腫の臨床像．日本の眼科，92(11)：1356-1360，2021．より）

が非ホジキンリンパ腫で，かつ，びまん性大細胞型Ｂリンパ腫（diffuse large B-cell lymphoma：DLBCL）である．

2．症　状

①初発の眼症状は目のかすみ，視力低下，飛蚊症が主である．

②眼外症状として，運動失調，めまい，頭痛，見当識障害等の頭蓋内病変による症状が出現することがある．

3．臨床所見

①VRL は約 70％が両眼性である．

②VRL の特徴的な所見として，硝子体混濁，網膜下浸潤病変がある．硝子体混濁および網膜下浸潤病変の両者が混在していることも多い．

1）硝子体混濁

索状やベール状あるいはオーロラ状といわれる VRL に特徴的な硝子体混濁があり，約 90％の症例にみられる（図 1）[1]．

2）網膜下浸潤病変

約 60％の症例に検眼鏡的に色素上皮下に黄白色で内部に顆粒状の色素斑を伴う網膜下浸潤病変（図 2）がみられることがあり[1]，VRL に特徴的である．網膜下の黄白色滲出斑が散在性に多発し，小型の滲出斑はドルーゼン様の所見を呈することがある．

網膜下浸潤病変の検出には光干渉断層計が有用で，網膜下にもみられるが，網膜色素上皮（retinal pigment epithelial：RPE）下に高輝度，充実性の

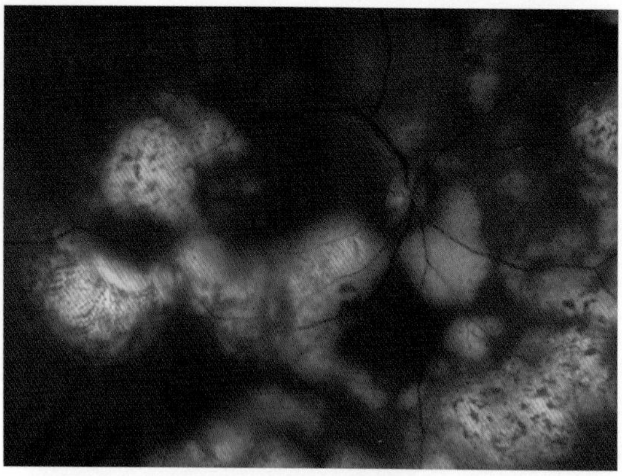

図 2. 網膜下浸潤病変
黄白色で内部に顆粒状の色素斑を伴う隆起病変がみられる．

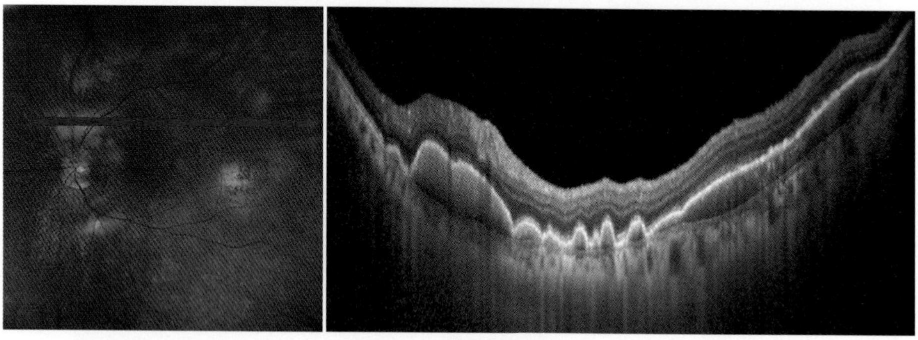

図 3. 光干渉断層計
網膜下病変の光干渉断層計像．色素上皮と Bruch 膜の間に高輝度，充実性のドーム状隆起病変がみられる．

ドーム状隆起病変がみられることが多い(図 3)．

自発蛍光では，活動期には網膜下浸潤病変(図 4-a：赤矢印)に一致した過蛍光部(図 4-b：赤矢印)や，顆粒状の過蛍光および低蛍光が混在した部分(図 4-c 右)がみられる．過蛍光部分は網膜色素上皮下にリンパ腫細胞が浸潤したため RPE の代謝が低下し，リポフスチンが蓄積したものと考えられている．低蛍光部分は RPE や萎縮した RPE 上に浸潤したリンパ腫細胞によりブロックされたものと考えられている．

フルオレセイン蛍光眼底造影では網膜下浸潤病変が脈絡膜背景蛍光をブロックしているため，初期～後期まで低蛍光を呈する(図 4-d, e：赤矢印)．網膜下浸潤病変部に色素上皮障害があれば造影後期には window defect による過蛍光部位がみられる(図 4-e：黄矢頭)．この混在がいわゆる leopard skin appearance といわれ特徴的な所見とされている．インドシアニングリーン蛍光眼底造影では初期～後期まで低蛍光を呈する(図 4-f：赤矢印)．

3）虹彩毛様体炎，角膜後面沈着物

虹彩毛様体炎は軽微であることが多い．初発時の角膜後面沈着物には特徴的な所見はなく，虹彩毛様体炎，角膜後面沈着物の所見だけではぶどう膜炎との鑑別は困難である．

4）視神経乳頭浮腫

視神経乳頭への浸潤がみられることがある．動脈閉塞等の血管閉塞により循環障害をきたすことがある．

＜眼病変以外＞

1）頭部 MRI(magnetic resonance imaging)

CNS 浸潤は生命にかかわるため，頭部 MRI や CT での CNS 病変検索は必須である．VRL の半数以上，報告によっては 90％以上の症例に発症後平

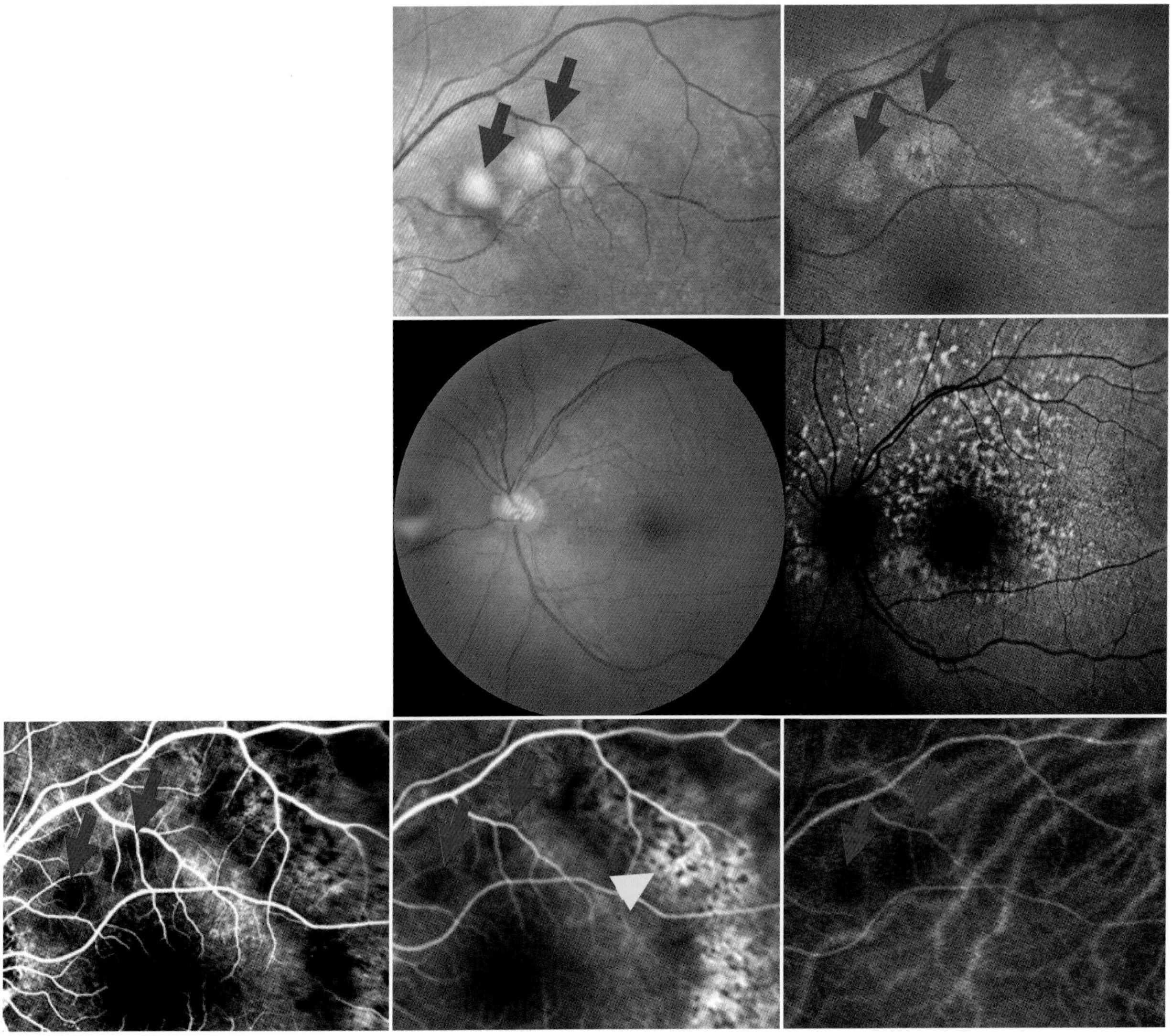

a | b
c
d | e | f

図 4. 網膜下病変の眼底造影

a：眼底写真による網膜下浸潤病変(赤矢印)
b：自発蛍光による過蛍光(赤矢印)
c：顆粒状の過蛍光および低蛍光部分が混在した自発蛍光
d：フルオレセイン蛍光眼底造影早期のブロックによる低蛍光(赤矢印)
e：フルオレセイン蛍光眼底造影後期のブロックによる低蛍光(赤矢印)，window defect による過蛍光(黄矢頭)
f：インドシアニングリーン蛍光眼底造影のブロックによる低蛍光(赤矢印)

均 22 か月で CNS 浸潤がみられる[3]．CNS 病変がみられない，あるいは CNS 病変治療により完全寛解しても再発することが多く，定期的な頭部 MRI でのフォローアップも不可欠である．

頭部 MRI の所見は，T1 強調画像では等～低信号，T2 強調画像では等～軽度高信号，造影により均一な増強効果がある．拡散強調画像でも高信号を示す．頭部MRIの所見のみでは膠芽腫や転移性脳腫瘍等の悪性腫瘍と鑑別が難しいことがある[8]．

2）全身の positron emission tomography/computed tomography(PET-CT)

二次性(転移性)の頻度は約 10％あり，CNS 以外の病変検索に有用である．

3）血液検査

リンパ腫の診療で必要な血液検査の項目として

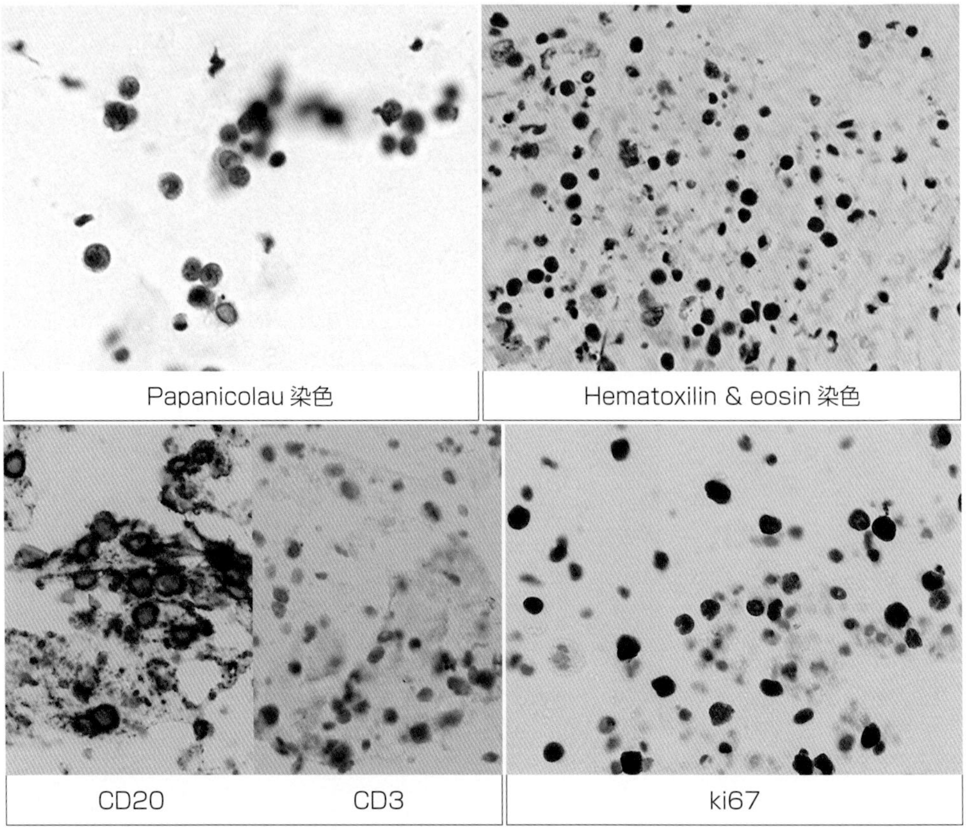

図 5. 眼内悪性リンパ腫の病理組織

a｜b
c｜d

a：Papanicolau（パパニコロウ）染色．裸核で核小体の目立つ大型細胞が多数みられる．
b：Hematoxilin & eosin（ヘマトキシリン・エオジン）染色．小型のリンパ球に混じって N/C 比の大きな大型異型細胞が多数みられる．
c：CD20 陽性細胞（茶色）が多数みられるが，CD3 には染色されていない．
d：ki67 陽性細胞（茶色）が多数みられる．

血清中 LDH，β2-ミクログロブリン，可溶型 IL-2 受容体上昇がある．しかし，CNSL や VRL では可溶型 IL-2 受容体は必ずしも上昇しない．

眼内液の診断

1．病理細胞診

前述の臨床所見がみられれば，眼内悪性リンパ腫が強く疑われる．VRL の確定診断には眼内組織からの腫瘍細胞の検出が至適基準とされている．VRL の治療として眼局所療法に併せて，CNS リンパ腫発症予防目的で全身化学療法単独，あるいは全身化学療法後の放射線療法の予後改善効果が報告されている[9]．予防的全身化学療法および全脳照射は血液内科との連携により行われることになるが，確定診断されてなければ全身治療は難しい．そのため，VRL が疑われる場合には硝子体生検を目的とした硝子体手術を積極的に考慮する．硝子体混濁がほとんどなく，網膜下浸潤しかみられない症例では，網膜下浸潤病変から直接生検する方法が有効ではあるが，網膜剝離等の合併症もあり慎重を期す必要がある．

1）細胞診

一般的には VRL の塗抹細胞診には眼内液（前房水または硝子体液）が用いられ，ギムザ染色や Papanicolau（パパニコロウ）染色を行い，細胞の異型度を判定している．日本では多くの施設で用いられているパパニコロウ分類（現在は国際的には用いられていない）を示す．パパニコロウ分類で class Ⅳ または Ⅴ であれば悪性と判定しているが，割合としては 20～55% と高くない[1)10)]．その要因としては検体量が少ない，あるいは反応性のリンパ球や死滅した細胞のコンタミネーションといった要因による．DLBCL では形態的には正常マクロファージの核と同等ないしそれ以上，または正常リンパ球の 2 倍以上の大きさのリンパ球からなる(図 5-a)．形態変化として水泡状クロマチンと複数の核小体がみられたり，類円形で核小体が明瞭にみられることがある．

2）セルブロック法と免疫染色

眼内液の検体量が少ないという問題を解決する 1 つの方法としてセルブロック法が行われる施設がある．セルブロック法とは硝子体手術時に回収した眼内灌流廃液の遠心沈査物をパラフィン包埋してセルブロックを作製し，病理標本から細胞診を行う方法である．セルブロック法を用いた悪性細胞の検出率は 80〜90% と向上するという報告がある[11]．さらにセルブロック法の利点は Hematoxilin & eosin(ヘマトキシリン・エオジン)染色(図 5-b)だけでなく，免疫染色が可能であり，B 細胞型や T 細胞型といった lineage の決定が可能である．B 細胞型では CD20 陽性(図 5-c)，T 細胞型では CD3 陽性である．B 細胞の認識には CD79a が用いられることがある．CD20 陽性かつ増殖マーカー ki67 陽性率が高値であれば DLBCL と診断されうる(図 5-d)．ki67 は 10 番染色体長腕に存在する遺伝子から発現する細胞周期に関連する分子の 1 つである．ki67 は休止期(G0)を除くすべての細胞核に発現するため，細胞増殖マーカーとして利用されている．ki67 陽性率が高いほど腫瘍細胞の増殖速度が速い．

2000 年代に DLBCL の遺伝子発現のプロファイリングから分子生物学的な亜分類がなされ，胚中心 B 細胞(germinal center B-cell：GCB)型と活性化 B 細胞(activated B-cell：ABC 型)(non-GCB 型)に分けられ，ABC 型が予後不良なことがわかっている[12]．中枢神経リンパ腫は主に ABC (non-GCB)型が多い．病理組織学的にも複数の単クローン抗体を用いた DLBCL の亜分類のなかに Hans 分類があり，現在でも広く用いられている[13]．Hans 分類は CD10，BCL6，MUM1 による免疫染色で GCB と non-GCB に分ける分類である(図 6)．眼内悪性リンパ腫でもセルブロック法で Hans 分類が試みられ，9 例中全例が non-GCB に該当していたという報告がある[14]．

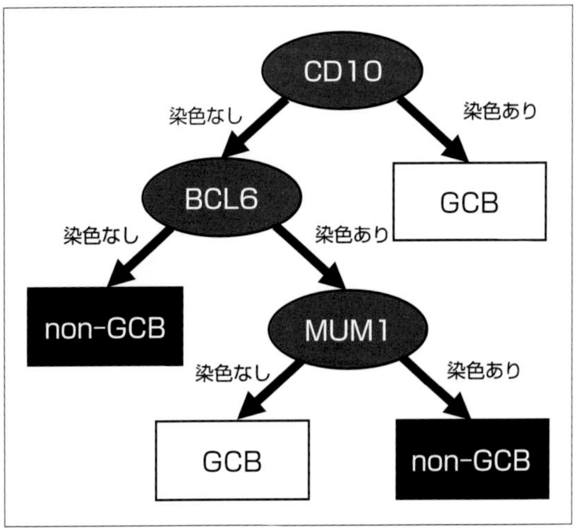

図 6. Hans 分類のフローチャート
30% 以上陽性である場合を染色ありとしている．
CD：cluster of differentiation
BCL6：B-cell/CLL lymphoma 6
MUM1：multiple myeloma oncogene 1

2．補助診断

細胞診の結果だけでは判定が難しい場合には補助診断として以下のものが挙げられる．塗抹細胞診でパパニコロウ分類 IIIb と判定した場合には下記補助診断 1)〜3)のうち 1 項目以上で陽性であれば，感度 92.9%，特異度 100% で VRL という報告がある[10]．

1）サイトカイン測定

眼内液(無希釈硝子体液あるいは前房水)中サイトカイン・インターロイキン 10(Interleukin-10：IL-10)と IL-6 を測定する．VRL の場合には IL-10 の濃度が IL-6 よりも高く，ぶどう膜炎では逆に IL-6 のほうが高くなる．IL-10/IL-6 比>1 または IL-10 濃度が高値であれば VRL を疑う．しかし，T 細胞型リンパ腫では当てはまらない．硝子体液の検査のなかでは感度および特異度が高い検査で[10]，2018 年 4 月より保険収載されている(眼内液(前房水・硝子体液)検査：1000 点)．前房水からの陽性率は約 70% との報告があり[1]，眼内悪性リンパ腫を疑った場合には初診時に測定することが診断の一助となることがある．ただし，この検査法のみが陽性という場合は腫瘍細胞，モノクロナリティ（単クローン性）を証明していることではなく確定診断とはならない．

2）Polymerase chain reaction（PCR）法による免疫グロブリン重鎖（IgH）あるいはT細胞受容体（TCR）の遺伝子再構成の検出

腫瘍化したIgHやTCRの単クローン性の検出が外注にて検査を依頼可能である．IgHについては5か所の遺伝子領域におけるクロナリティが検出される．VRLにおける感度は73～96%と高い[1)15)]．感染性ぶどう膜炎で偽陰性の報告があり[10)]，あくまでも補助診断という位置づけである．

3）フローサイトメトリー：B細胞やT細胞に偏位したリンパ球様細胞の単クローン性の検出

細胞の表面マーカーを調べる．B細胞上の免疫グロブリン軽鎖のサブユニットであるKappa鎖とLambda鎖の発現を比較し，どちらかに偏りがあれば単クローン性の検出となる．感度は63%と報告があり[10)]，外注検査できる．

4）遺伝子変異

VRLにはDLBCLと同様に*MYD88*, *CD79B*, の遺伝子変異が報告されている[15)16)]．近年，next generation sequence法等のテクノロジーの進歩により微小検体からの遺伝子変異の検出が容易になってきている[17)]．なかでも*MYD88*遺伝子変異の頻度が60～75%と最も高く[15)18)]，最近提唱された国際ガイドラインにおいても重要な検査法に挙げられている[19)]．*MYD88*遺伝子変異は必ずしも全例で陽性となる訳ではない．現時点ではまだ普及していないが今後こういった検査法の普及が進むものと思われる．

3．眼内液の回収法

硝子体液の回収方法について当院で行っている方法を紹介する．

①国際ガイドラインでは硝子体生検の2週間前には全身ステロイド投与を中止すること，カットレート1,500 cpm以下とすることが推奨されている[19)]．

②手術時年齢が50歳代以上では白内障手術を併用することが多くなる．白内障手術併用例で硝子体灌流液を回収する場合には，手術廃液を回収する灌流パック内の水晶体を含む白内障手術廃液を除去している．または白内障手術終了時に水晶体白内障手術装置のカセットパックを硝子体手術装置のカセットパックに交換している．これは水晶体の混入により，セルブロック法では腫瘍細胞の検出率が低下するからである[20)]．

③硝子体手術での無希釈硝子体液の回収を硝子体手術開始時に行っている．硝子体手術は25ゲージで3ポートをセットアップしている．最初に硝子体灌流ポートを開けずに，圧迫鉤で強膜を圧迫しながら，直視下で硝子体カッターを用いて約1 m*l*の硝子体切除を行う．約1 m*l*の硝子体を切除したら，切除および吸引を止め，硝子体灌流ポートを開けて灌流を開始し，強膜圧迫をゆっくり解除しながら眼圧を元に戻す．眼内から硝子体カッターを出し，ライン内にある硝子体液を注射器にて圧出して，サンプル瓶に回収する．サンプルを直ちに4℃に保管し，手術終了直後に遠心した後に，沈殿物を塗抹細胞診，上澄みをIL-10とIL-6のサイトカイン測定に用いている．残りの半分は遺伝子再構成の検査等に用いている．

④次にケナコルトを硝子体内に散布し，硝子体を可視化した後に通常の硝子体手術の操作で硝子体切除を行う．硝子体切除は周辺部まで可及的に行っている．切除された硝子体サンプルは硝子体手術装置のカセットパックに回収される．手術終了後直ちに硝子体カセットパックから硝子体灌流液を50 m*l*のチューブに回収し，3,000 rpm，20分間遠心する．この後，病理検査部にてパラフィン包埋後，薄切標本作製し，病理学的検査を行っている．ケナコルトを硝子体と懸濁することで，硝子体が沈殿しやすくなり回収効率は良くなると考えている．しかし，ケナコルトの混入により，ケナコルトの粒子あるいはステロイド薬の作用に

よって細胞診の所見に影響を及ぼす可能性が懸念されるが，我々のこれまでの経験では特に問題を感じてはいない．

文　献

1）Kimura K, Usui Y, Goto H, et al：Clinical features and diagnostic significance of the intraocular fluid of 217 patients with intraocular lymphoma. Jpn J Ophthalmol, **56**：383-389, 2012.

2）Chan CC, Sen HN：Current concepts in diagnosing and managing primary vitreoretinal(intraocular)lymphoma. Discov Med, **15**：93-100, 2013.

3）Sagoo MS, Mehta H, Swampillai AJ, et al：Primary intraocular lymphoma. Surv Ophthalmol, **59**：503-516, 2014.

4）Karakawa A, Taoka K, Kaburaki T, et al：Clinical features and outcomes of secondary intraocular lymphoma. Br J Haematol, **183**：668-671, 2018.

5）Taki R, Takeda A, Yoshikawa H, et al：Clinical features of systemic metastatic retinal lymphoma in Japanese patients. Ocul Immunol Inflamm, **25**(5)：654-662, 2017.

6）Takeda A, Yanai R, Murakami Y, et al：New insights into immunological therapy for retinal disorders. Front Immunol, **11**：1431, 2020.

7）Sonoda KH, Hasegawa E, Namba K, et al：Epidemiology of uveitis in Japan：a 2016 retrospective nationwide survey. Jpn J Ophthalmol, **65**：184-190, 2021.

8）菅　信一．中枢神経の悪性リンパ腫．Brain and Nerve，**66**：917-926，2014.

9）Kaburaki T, Taoka K, Matsuda J, et al：Combined intravitreal methotrexate and immunotherapy followed by reduced-dose whole-brain radiotherapy for newly diagnosed B-cell primary intraocular lymphoma. Br J Haematol, **179**：246-255, 2017.

10）Tanaka R, Kaburaki T, Taoka, et al：More accurate diagnosis of vitreoretinal lymphoma using a combination of diagnostic test rsults：A prospective Observational Study. Occul Immunol Inflamm, 1-7, 2021.

11）Alizadeh AA, Eisen MB, Davis RE, et al：Distinct types of diffuse large B-cell lymphoma identified by gene expression profiling. Nature, **403**(6769)：503-511, 2000.

12）Hans CP, Weisenburger DD, Greiner TC, et al：Confirmation of the molecular classification of diffuse large B-cell lymphoma by immunohistochemistry using a tissue microarray. Blood, **103**：275-282, 2004.

13）Kanno-Okada H, Takakuwa E, Tagawa Y, et al：Cytopathological findings of cell block materials from the vitreous：Diagnostic distinction between intraocular lymphoma and non-lymphomatous diseases. Pathol Int, **67**：342-349, 2017.

14）Kase S, Namba K, Iwata D, et al：Diagnostic efficacy of cell block method for vitreoretinal lymphoma. Diagn Pathol, **11**：29-34, 2016.

15）Bonzheim I, Giese S, Deuter C, et al：High frequency of MYD88 mutations in vitreoretinal B-cell lymphoma：a valuable tool to improve diagnostic yield of vitreous aspirates. Blood, **126**：71-79, 2015.

16）Yonese I, Takase H, Yoshimori M, et al：CD79B mutations in primary vitreoretinal lymphoma：Diagnostic and prognostic potential. Eur J Haematol, **102**：191-196, 2019.

17）Cani AK, Hovelson DH, Demirci H, et al：Next generation sequencing of vitreoretinal lymphomas from small-volume intraocular liquid biopsies：new routes to targeted therapies. Oncotarget, **8**：7989-7998, 2017.

18）Hiemcke-Jiwa LS, Ten Dam-van Loon NH, Leguit RJ, et al：Potential Diagnosis of Vitreoretinal Lymphoma by Detection of MYD88 Mutation in Aqueous Humor With Ultrasensitive Droplet Digital Polymerase Chain Reaction. JAMA Ophthalmol, **136**：1098-1104, 2018.

19）Carbonell D, Mahajan S, Chee SP, et al：Consensus recommendations for the diagnosis of vitreortinal lymphoma. Occul Immunol Inflamm, **29**：507-520, 2021.
Summary　VRL 診断における国際ガイドラインを示した文献．

20）Ito T, Takeda A, Fujiwara K, et al：Risk factors for failure of vitrectomy cell block technique cytological diagnosis of vitreoretinal lymphoma. Graefe's Arch Clin Exp Opthalmol, **257**：1029-1036, 2019.

Monthly Book

OCULISTA

オクリスタ

2020. 3 月増大号

No. 84

眼科鑑別診断の勘どころ

眼科における鑑別診断にクローズアップした増大号！
日常診療で遭遇することの多い疾患・症状を中心に、判断に迷ったときの鑑別の"勘どころ"をエキスパートが徹底解説！

編集企画

柳　靖雄　旭川医科大学教授

2020年3月発行　B5判　182頁　定価5,500円(本体5,000円+税)

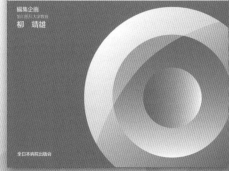

目 次

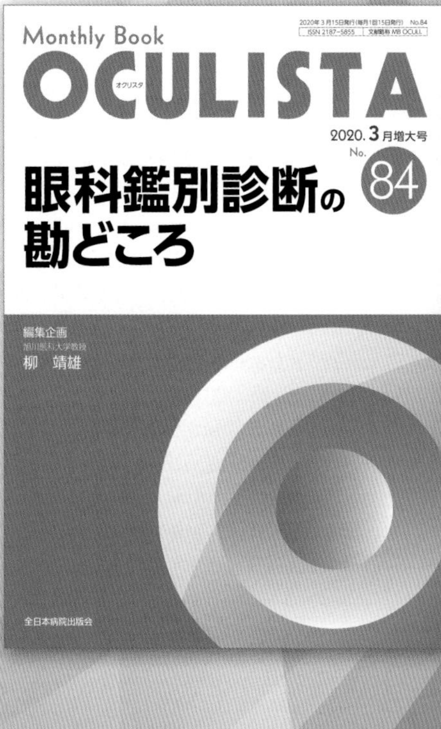

全日本病院出版会
〒113-0033 東京都文京区本郷 3-16-4　Tel：03-5689-5989
www.zenniti.com　Fax：03-5689-8030

MB OCULI. No. 114：57－62, 2022

特集／知らないでは済まされない眼病理

網膜血管性病変の病理と画像診断

村田敏規*

Key Words： 増殖糖尿病網膜症(proliferative diabetic retinopathy)，新生血管(neovascularization, angiogenesis)，光干渉断層計(optical coherence tomography：OCT)，光干渉断層計血管造影(optical coherence tomography angiography：OCT-angiography)

Abstract： 糖尿病網膜症や網膜静脈分枝閉塞症における病態の解明や治療法の開発に，病理組織的研究は大きな役割を果たしてきた．しかし，網膜全体の病理組織を観察できる機会は眼球摘出時に限られ，病理組織学的研究の限界があった．そんな状況を一変させてくれたのが，optical coherence tomography(OCT)の登場である．正常眼から活動性の病態を伴う網膜まで，断層像を完全に非侵襲的に観察することが可能となった．さらに，OCT-angiographyの登場で，造影剤によるショックのリスクを完全に排除して，網膜血管の血流状態，閉塞状態を毎日でも経時的に観察できるようになった．

本稿では，網膜血管性疾患の病態を，病理組織，眼底写真，OCT，そしてOCT-angiography画像を使って解説したい．

はじめに

網膜血管性の病変，例えば糖尿病網膜症や網膜静脈分枝閉塞症の病理組織を観察することは，何らかの理由での眼球摘出後にのみ可能であり，視力がある目の病理組織を観察する機会は，眼内腫瘍でも温存療法が広がっている今日にはほとんど得られない．近年は，網膜疾患の病理組織を観察するのは，硝子体切除標本か動物実験に限られるので，人間の網膜全体の組織をみる機会は皆無に等しい．それでも「知らないでは済まされない眼病理」という趣旨には全面的に賛成する．組織学的に観察する眼病理に代わり，網膜の断層像を非侵襲的に観察できるoptical coherence tomography(OCT)が，詳細に網膜の細胞層ごとの層構造や，血管構造を描出することを可能にした．眼病理の権威であり，筆者が眼科入局時の九州大学猪俣教授が，病理組織が生きた患者さんでみることができるようになったと，OCTに関して興奮して語っておられたのを思い出す．病理組織診断とは，標本を薄切したものを染色して可能になる科学である．その一方で，眼球の角膜，水晶体，硝子体，そして網膜は透明組織であるので，病理組織標本にせずとも，生体において詳細な断層像の観察検討が可能な，とても稀有な組織である．OCTを活用した眼病理の研究は，今後も大きく発展していくと期待される．

* Toshinori MURATA，〒390-0802 松本市旭3-1-1 信州大学医学部眼科学教室，教授

病理組織学的研究と糖尿病黄斑浮腫の病態解明

現在，糖尿病黄斑浮腫の原因物質がvascular endothelial growth factor(VEGF)であることは周知の事実であり，抗VEGF薬が糖尿病黄斑浮腫治療の第一選択である[1)2)]．すでに30年前になろうとしている1995年に，我々は世界に先駆けて

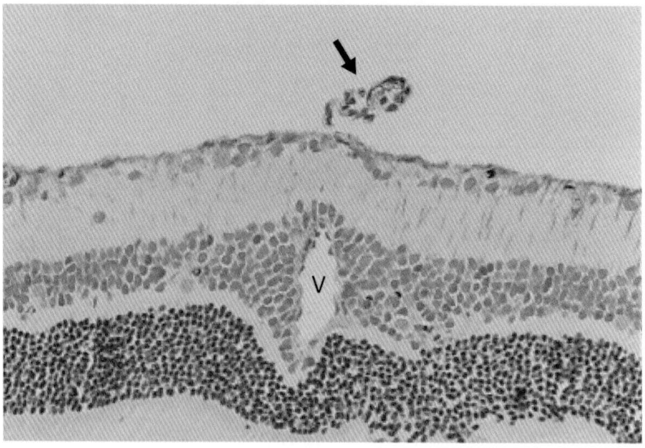

図 1.
酸素性網膜症により発芽した網膜新生血管(矢印)とその起始部と考えられる拡張した静脈(V). 褐色に染色されたのがVEGFであり, 新生血管自体よりも虚血に陥る網膜内層への発現が顕著である.

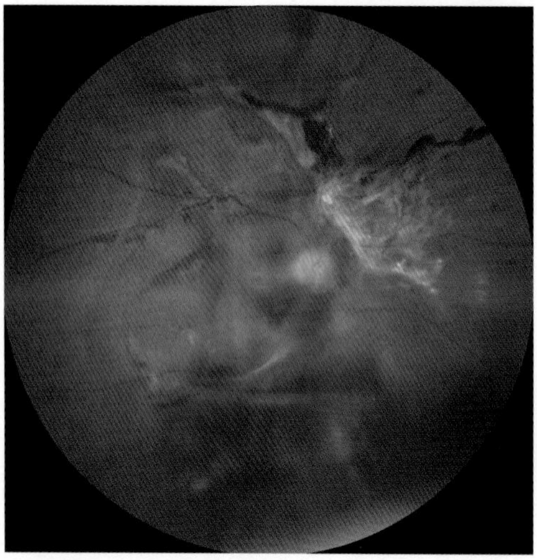

図 2.
増殖組織がアーケード血管および主要血管に沿って伸びている増殖糖尿病網膜症
増殖組織は網膜新生血管に沿って伸びている結合組織である.

VEGFが糖尿病黄斑浮腫の原因物質であることを報告した[3)4)]. この研究のときに撮影した, ラット網膜における新生血管でのVEGFに対する免疫染色を図1に示す. 矢印で示されるのが硝子体に伸びた新生血管であり, 褐色の反応物がVEGFの局在を示す. 網膜血管の閉塞で, 網膜の内層に広範に広がった虚血網膜によりVEGFが発現され, 新生血管の発芽に関与していることが示唆される. VEGFの発現は新生血管自体よりも, 虚血状態に陥っている網膜内層に顕著である. ここで, 筆者がもう1つ興味を持ったのが, 起始部と思われる血管が大きく拡張した静脈(V)であることである. その後の研究で明らかとなったのであるが, 虚血部位に酸素を供給すべく伸展する新生血管は, 何故か, 組織に酸素を供給する主な血管である動脈ではなく, 排水する側の静脈から伸びていく. この観察は, 以下に示すような, 糖尿病網膜症の病態解明にとても役に立った.

糖尿病網膜症における新生血管と増殖組織の形成過程の観察

典型的な増殖糖尿病網膜症の眼底写真を示す(図2). 硝子体手術の術者は不思議に思ったことがあるかもしれない. アーケード血管に沿って広がる新生血管と増殖組織は不思議と動脈ではなく静脈の上に広がっている. 切除剝離するうえでは動脈の上にあるよりも, 静脈の上にあるほうが, 血管を傷つけたときの出血が少ないのでありがた

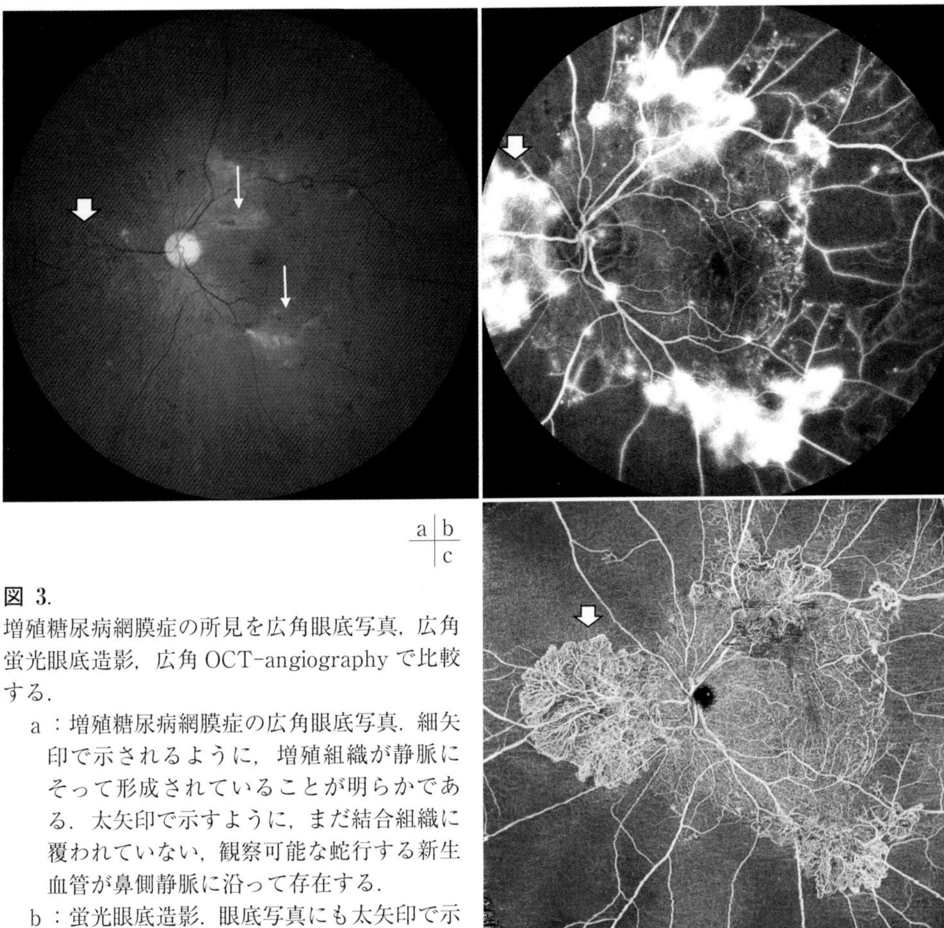

a | b
  | c

図 3.
増殖糖尿病網膜症の所見を広角眼底写真，広角蛍光眼底造影，広角 OCT-angiography で比較する．

a：増殖糖尿病網膜症の広角眼底写真．細矢印で示されるように，増殖組織が静脈にそって形成されていることが明らかである．太矢印で示すように，まだ結合組織に覆われていない，観察可能な蛇行する新生血管が鼻側静脈に沿って存在する．

b：蛍光眼底造影．眼底写真にも太矢印で示した蛇行する血管が，旺盛に漏出していて，新生血管であることが確認できる．

c：OCT-angiography．漏出がないので，扇形の新生血管が明瞭に描出される．眼底写真と比較すると，この新生血管が静脈由来であることが確認できる．

いのだが，酸素を供給することを期待される新生血管が，排水する側である静脈から伸びていることは不思議な現象である．

新生血管が静脈から伸びていることを明瞭に示してくれる症例

増殖糖尿病網膜症症例の，眼底写真(図 3-a)，蛍光眼底造影(図 3-b)と OCT-angiography(図 3-c)を示す．近年では眼底写真の広角化がすすみ，さらに初期の広角眼底カメラと異なり，詳細な画像を記録してくれる機種が普及してきている．この眼底写真でも増殖組織(細矢印)が静脈の上に広がっている．まだ増殖組織を伴わない早期の新生血管が観察可能な，視神経乳頭の鼻側のほぼ水平に伸びる静脈に注目したい(太矢印)．不規則な走行をみせる血管新生が形成されている(図 3-a)．これに対応する蛍光眼底造影(図 3-b)では鼻側の静脈に伸びた不規則な血管が新生血管であることがその旺盛な漏出により確認できる(太矢印)．さらに，広範に広がる無灌流領域が確認でき，同部位で VEGF を産生して新生血管を誘導して，酸素供給を得ようとしていることを推察させる．蛍光眼底造影では漏出に隠されるため，新生血管自体を観察できないが，造影剤を用いず赤血球の動きをトレースすることで血管を描出する OCT-angiography(図 3-c)では，扇形の新生血管が静脈

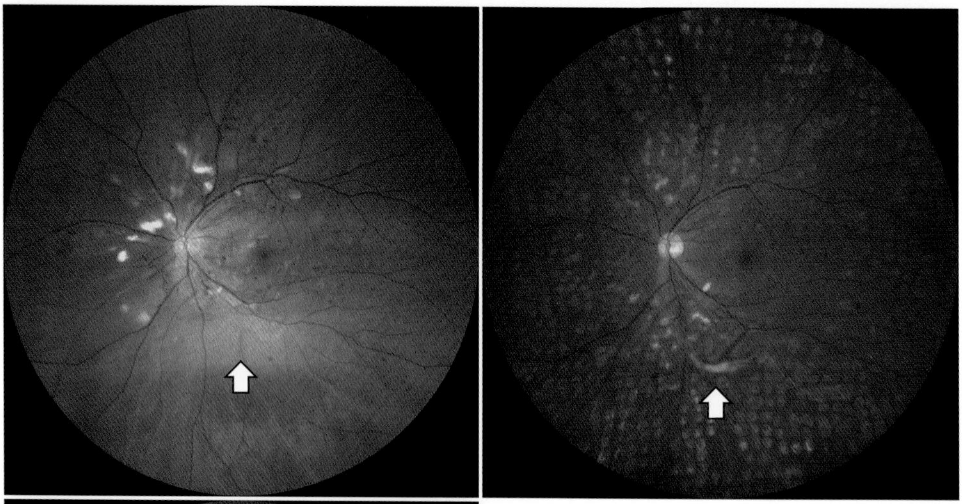
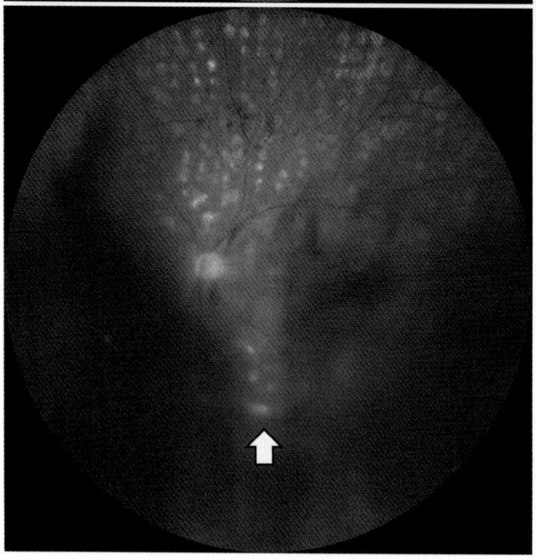

a | b
c |

図 4.
増殖組織が2本の静脈から伸びる新生血管で形成され，これが収縮して，硝子体出血をきたした症例

a：無治療の広範な虚血と新生血管を伴う増殖糖尿病網膜症眼底．増殖組織はまだ形成されていない(矢印)．

b：汎網膜光凝固を施行したが，一部静脈をつなぐように増殖組織が形成された(矢印)．

c：硝子体の牽引がかかり，硝子体出血をきたした．増殖組織がわずかに観察される(矢印)．

から伸びていることが明瞭に示される．この起始部となる血管が静脈であることは，眼底写真と比較してみると，さらに明らかになる．

2018年当時のOCT-angiographyの画像が，まだ発展段階の頃の研究であるが，糖尿病網膜症の新生血管は大半が静脈から，一部が毛細血管もしくはintraretinal microvascular abnormalities (IRMA)から生じると報告した論文もある[5]．

増殖組織が全くない状態から，形成され，硝子体出血をきたす経過

図4-aに，無治療の増殖糖尿病網膜症の眼底写真を示す．矢印に示す部位に増殖組織の形成は明らかではない．数か月後，汎網膜光凝固施行後であるが，残念ながら同部位に2本の静脈を架橋するように増殖組織が形成され,静脈が蛇行して牽引がかかっていることが明瞭に示される(図4-b)．この増殖組織に後部硝子体剝離に伴う硝子体の牽引がかかると，新生血管が断裂して硝子体出血が生じる(図4-c)．

眼底写真と蛍光眼底造影で検出できない新生血管の発芽のOCT所見

図5は増殖糖尿病網膜症で一部硝子体出血を伴う症例の下方アーケード静脈である．新生血管の発芽を疑う所見はない(図5-a)．蛍光眼底造影でも同部位は少し蛍光輝度が高い程度で，明らかな漏出を伴う新生血管の所見はない．その少し耳側では小さな無灌流領域の形成と，血管透過性亢進があるが，これらの部位も眼底写真では明らかな

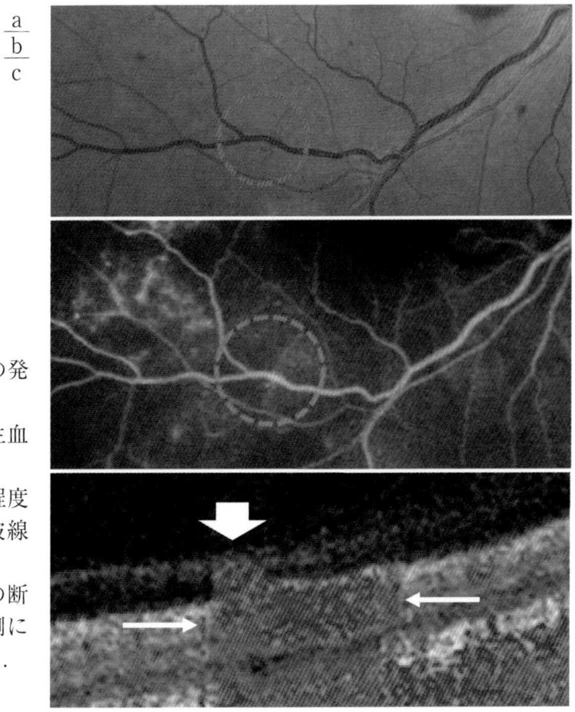

図 5.
眼底写真でも蛍光眼底造影でも検出できない新生血管の発芽を OCT 所見は描出する.
a：増殖糖尿病網膜症例の下方アーケード静脈．新生血管の発芽は全く観察できない(破線円).
b：蛍光眼底造影でも同部位は少し蛍光輝度が高い程度で，明らかな漏出を伴う新生血管の所見はない(破線円).
c：蛍光眼底造影で，少し輝度が高いのはこの部分の断層像で，網膜のなかの静脈(矢印の間)から硝子体側に新生血管(太矢印)が発芽していることが確認される.

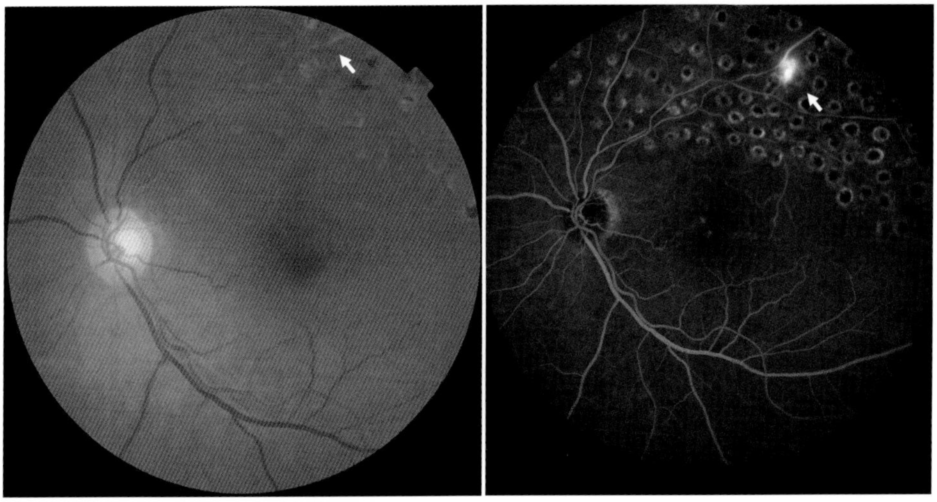

図 6.
網膜静脈分枝閉塞症の新生血管も静脈由来である.
a：眼底写真．閉塞した静脈が白鞘化している.
b：蛍光眼底造影．白鞘化した静脈から新生血管が発芽している.

異常がない(図 5-b)．眼球以外の組織であれば，同部位を一部切除して，病理組織学的に新生血管の有無を観察する必要がある．しかし，眼球は前述のように，角膜，前房，水晶体，硝子体と透明な組織が同部位まで続くので，光学的に OCT でその断層構造を確認できる．さらに，OCT-angiography の B-scan flow singnals の機能を使うと血流の有無も確認できる．図 5-c をみていただきたい．網膜のなかの静脈(矢印の間)から硝子体側に，小さな新生血管が発芽していることが確認される(太矢印)．蛍光眼底造影で，少し輝度が高いのはこの部分であると考えられる.

網膜静脈分枝閉塞症でも，新生血管は静脈由来である

網膜静脈分枝閉塞症（BRVO）の眼底写真（図6-a）と蛍光眼底造影（図6-b）．閉塞により白鞘化した静脈から，新生血管が発生していることがわかる．

おわりに

網膜血管性病変の病理を考えるうえで，画像診断，特に断層像を非侵襲的に数秒の検査時間で描出するOCTは有用な検査機器である．さらに，網膜血管を蛍光眼底造影に匹敵する精密さで描出するOCT-angiographyの出現は，網膜血管性病変の診療と治療に画期的な変化をもたらした．病理学的考察を加えながら，OCTとOCT-angiography，さらには精密な広角眼底写真を駆使して，網膜血管性病変の診断治療にあたることで，今後はさらに視力低下から救われる患者が増えていくことが期待される．

文　献

1）Rahimy E, Shahlaee A, Khan MA, et al：Conversion to Aflibercept After Prior Anti-VEGF Therapy for Persistent Diabetic Macular Edema. Am J Ophthalmol, **164**：118-127 e2, 2016. doi：10.1016/j.ajo.2015.12.030

2）Madjedi K, Pereira A, Ballios BG, et al：Switching between anti-VEGF agents in the management of refractory diabetic macular edema：A systematic review. Surv Ophthalmol, 2022. doi：10.1016/j.survophthal.2022.04.001
Summary　複数存在する抗VEGF薬の，使い分けを論じた論文．

3）Murata T, Ishibashi T, Khalil A, et al：Vascular endothelial growth factor plays a role in hyperpermeability of diabetic retinal vessels. Ophthalmic Res, **27**(1)：48-52, 1995. doi：10.1159/000267567
Summary　VEGFが糖尿病黄斑浮腫の原因であることを直接的に論じた，我が国発信の世界で最初の論文．

4）Murata T, Nakagawa K, Khalil A, et al：The relation between expression of vascular endothelial growth factor and breakdown of the blood-retinal barrier in diabetic rat retinas. Lab Invest, **74**(4)：819-825, 1996.

5）Pan J, Chen D, Yang X, et al：Characteristics of Neovascularization in Early Stages of Proliferative Diabetic Retinopathy by Optical Coherence Tomography Angiography. Am J Ophthalmol, **192**：146-156, 2018. doi：10.1016/j.ajo.2018.05.018

MB OCULI. No. 114：63－71, 2022

特集／知らないでは済まされない眼病理

網膜剝離，増殖性硝子体網膜症の病理

OCULISTA

久冨智朗*

Key Words： 網膜硝子体界面(vitreoretinal interface)，網膜細胞死(retinal cell death)，牽引性網膜剝離(tractional retinal detachment)，硝子体手術(vitrectomy surgery)，増殖膜剝離(membrane peeling)

Abstract：網膜は酸素や栄養因子，視物質の再利用等，恒常性維持に必要な代謝を色素上皮細胞や脈絡膜血管に依存している．網膜剝離では視細胞が経時的にアポトーシスを起こし，不可逆的な網膜の機能が低下を生じる．アポトーシスを起こした視細胞はアポトーシス小体を形成し，網膜下腔へと排出され，遊走マクロファージにより選択的に貪食される．視細胞が生存していると網膜復位後，再び内節から外節が再生される．視細胞が消失していると，グリア細胞により置換され，視細胞層は菲薄化し視力予後不良となる．

経過の長い網膜剝離，大型の網膜裂孔，硝子体出血や脈絡膜剝離等，眼内炎症を伴う場合は，色素上皮細胞は網膜裂孔から硝子体腔へと遊走し形質転換を起こして線維芽細胞様となる．毛様体上皮細胞，硝子体細胞，グリア細胞，遊走マクロファージとともに増殖組織を形成し，後部硝子体皮質を中心に細胞外基質の産生や収縮をきたして，牽引性網膜剝離から増殖硝子体網膜症を呈しうる．

はじめに

網膜疾患，特に網膜剝離や増殖性硝子体網膜症の病態の解明には病理学的考察が不可欠である．近年は古典的な摘出眼球による病理観察に加え，硝子体手術の発達により術中採取標本による新たな解析が可能となってきた．手術時に硝子体や内境界膜，増殖膜，網膜の一部を正確に生検できるようになり，病理学，分子生物学，細胞生物学的な観察が同時に安全にできるようになった．これらは疾患病態の理解だけではなく，従来は診断に苦慮していた疾患も早期に確定診断，治療方針決定を可能にした．

また近年の光干渉断層計(OCT)等の診断機器の発達は，これまでの病理学的な解析と比較可能な情報を提示し新たな成果を生み出している．画像診断の所見を正確に理解するうえでも高解像度の詳細な病理観察は欠かせない．

網膜の発生

眼杯は神経外胚葉由来の2層の細胞層から始まり，内板は視細胞，水平細胞，双極細胞，アマクリン細胞，神経節細胞，ミュラー細胞が分化して，神経網膜(感覚網膜)となる．外板は一層の網膜色素上皮層へと分化していく．視細胞やミュラー細胞と網膜色素上皮は分化したのちも先端側をつきあわせたような位置関係となっており，これらの間(網膜下腔)は脳室腔へと連続していた構造である．成熟した網膜下腔は視細胞と網膜色素上皮の間で視物質の再利用や栄養因子の分泌に重要な空間である．網膜に裂孔を形成し硝子体液がこの網膜下腔へ流入すると，視細胞と色素上皮細胞の間

* Toshio HISATOMI，〒818-8502　筑紫野市俗明院1-1-1　福岡大学筑紫病院眼科，診療部長／准教授

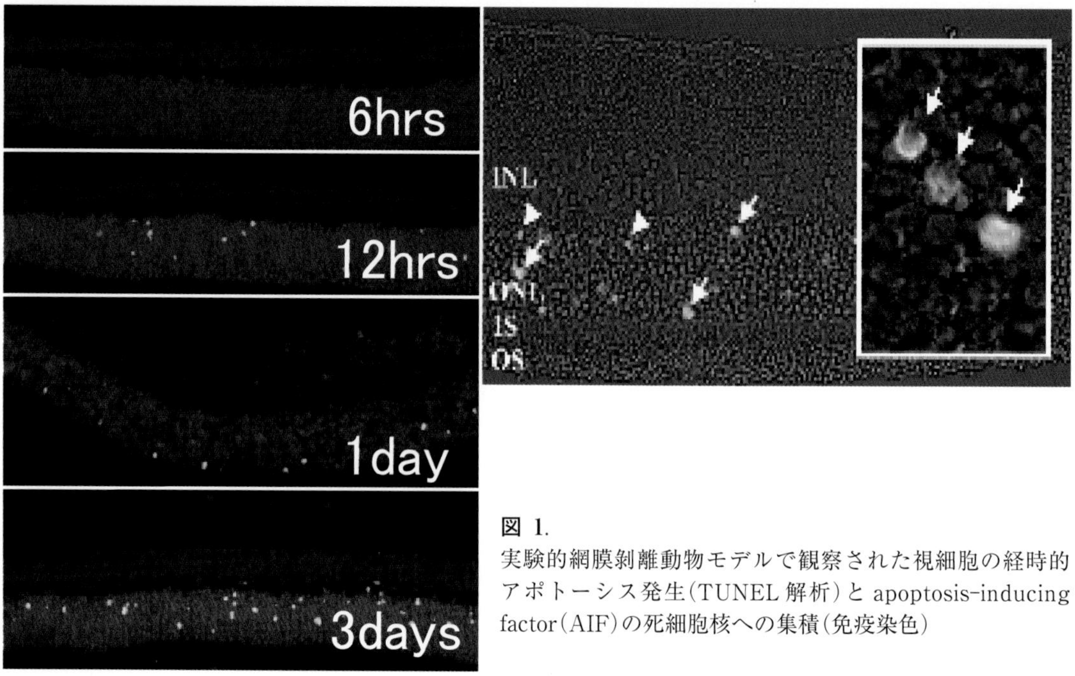

図 1.
実験的網膜剝離動物モデルで観察された視細胞の経時的アポトーシス発生(TUNEL 解析)と apoptosis-inducing factor(AIF)の死細胞核への集積(免疫染色)

には，細胞生物学的には重要な連係があるが物理的には接着がないことから，両者が剝離し裂孔原性網膜剝離を生じる．硝子体手術時に重要な網膜の内境界膜は内板由来のミュラー細胞の基底膜であり，対側のブルッフ膜は外板由来の網膜色素上皮細胞の基底膜を構成する．

網膜剝離の病理

網膜は酸素や栄養因子，絶え間ない物質交換，視物質の再利用等，恒常性維持に必要な代謝を色素上皮細胞や脈絡膜血管に依存している．通常では色素上皮細胞や網膜グリア細胞であるミュラー細胞の働きにより，網膜と色素上皮は恒常性維持に不可欠の空間を残しつつ閉鎖腔を維持し網膜剝離が起きないように接着している．後述するように，若年者では後部硝子体剝離に依存しない周辺部網膜に起きる萎縮円孔により，中年以降では後部硝子体剝離による牽引により周辺部網膜に網膜裂孔を形成することで，この均衡が破られ閉鎖腔が開放腔になることで裂孔原性網膜剝離をきたす．

網膜が色素上皮細胞から，長時間剝離していると，これらの代謝に支障をきたし，視細胞は変性し消失して，重篤な視機能障害を残す．臨床的に網膜剝離では網膜復位治療までにかかる時間と術後の視力予後が反比例することが知られているが，実験的にも網膜剝離では視細胞が経時的にアポトーシスを起こし，生存視細胞が減少することで不可逆的な網膜の機能が低下していくことが確認されている[1)~8)](図 1)．視細胞は倒立網膜では網膜外層を占めており，視細胞が減少すると網膜外層の菲薄下を生じる．視細胞は第 1 次ニューロンであるので，2 次，3 次ニューロンの網膜双極細胞や神経節細胞が機能していても，視細胞が障害すると永続的な視覚障害を残す．

最近の光干渉断層計(optical coherence tomography：OCT)の発展により解像度の著明な改善がみられ，病理学で知られていた事実が実際の臨床の患者でリアルタイムで確認できるようになってきた．視細胞では網膜剝離により，まず色素上皮による貪食が阻害され視細胞外節の伸長が進み，次第に外節・内節が変性・脱落する[3)]．OCT でも網膜の浮腫とともに，外層に高反射を示す視細胞外節層の伸長肥厚を観察することができる．視細胞がアポトーシスを生じると，アポトーシス小体を形成し，網膜下腔へと排出される[3)](図 2)．網膜下腔へと排出されたアポトーシス小体は骨髄から誘導されたマクロファージにより選択的に貪食されて効果的に処理される．OCT でも網膜下

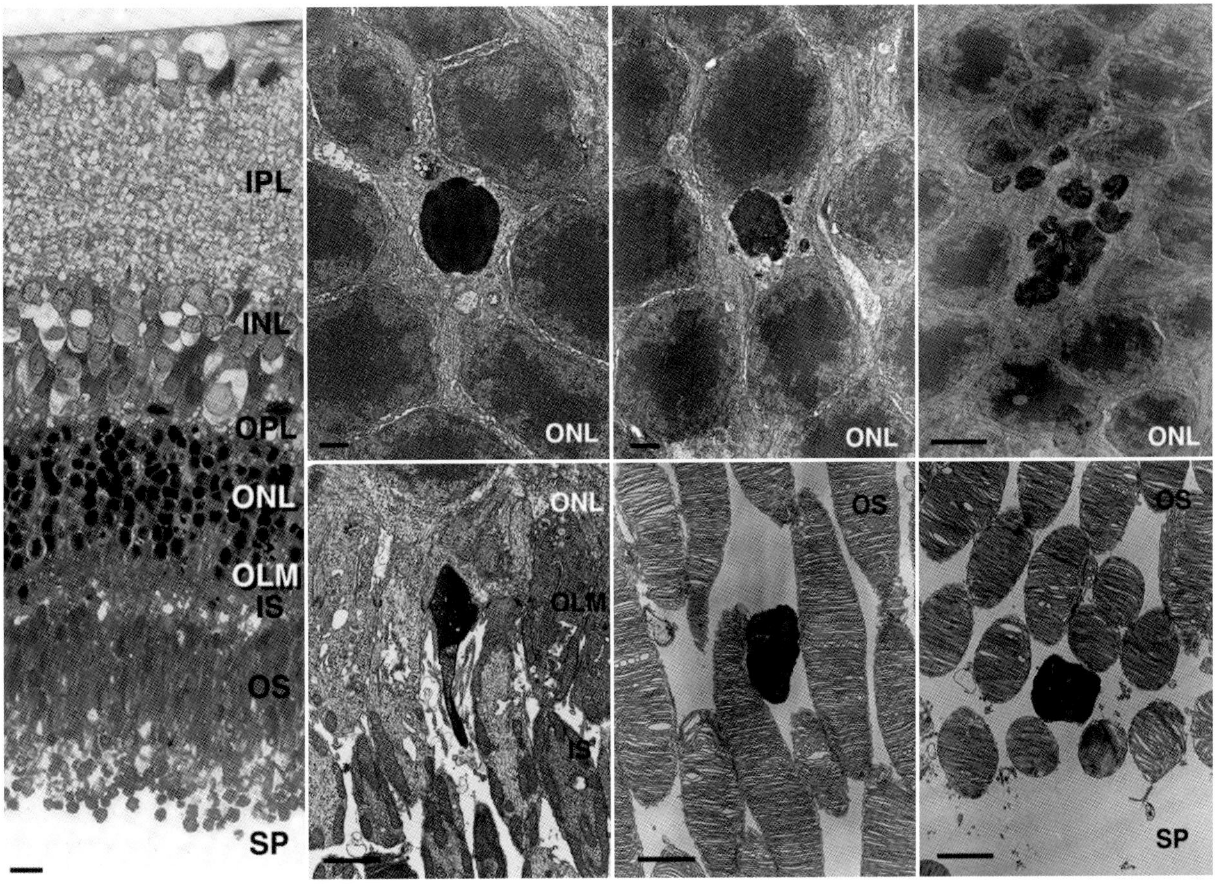

図 2. 視細胞のアポトーシスの経時的変化(透過型電子顕微鏡写真)
アポトーシス小体形成から網膜下腔への排出過程. クロマチンの濃縮を示すアポトーシス細胞は次第にアポトーシス小体を形成し, 網膜外層へと押し出され, 外境界膜の間隙を経て網膜外節, 網膜下腔へと排出される.

腔へ遊走したマクロファージはやや大型の輝点として観察される. また網膜復位後であっても細胞死を起こした視細胞層の菲薄化は改善せず, 外節が変性脱落した部分には, 外節の表面反射がみられなくなり, これはIS/OSラインの消失として報告されている. 視細胞が生存していると復位後, 再び内節に連続した構造として外節が再生され, 時間経過とともに外節表面反射は復活し, 前述のIS/OSラインは再び観察できるようになる[9]. 残念ながら視細胞が消失していると, その部分はグリア細胞により置換され, 視細胞層の菲薄化とともに外節表面反射は失われたままとなり, 視力予後は不良となる.

視細胞のアポトーシスの過程では, ミトコンドリアから放出され核内へと移行するapoptosis-inducing factor(AIF)等, 細胞内シグナル伝達経路が重要な役割を占めている[8](図1). また視細胞死を起こした細胞からはATPが細胞内から細胞外へ放出され, 周囲の細胞の表面に発現するP2X7受容体を介して2次的細胞死を起こすことがわかっている[10)11)]. 網膜剝離治療の改善のためには病理学的, 分子生物学的機序に基づいた治療法の開発が待たれる.

増殖硝子体網膜症の病理

増殖硝子体網膜症(proliferative vitreoretinopathy：PVR)は, 網膜剝離や穿孔性眼外傷, 増殖糖尿病網膜症, 眼内炎後に生じる病態で, 収縮した増殖組織による牽引を原因とする難治性網膜剝離を呈する. 増殖硝子体網膜症への進行の危険因子としては, 時間経過の長い網膜剝離, 大きい網膜裂孔, 硝子体出血や網膜血管閉塞, 脈絡膜剝離,

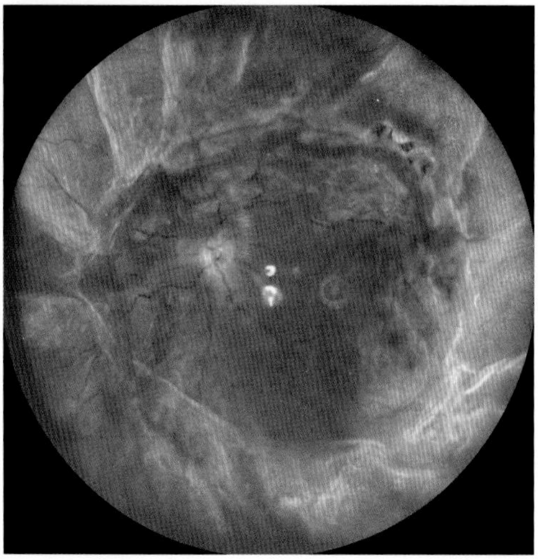

図 3.
増殖硝子体網膜症の超広角眼底写真
網膜下には全周性に網膜下に索状の増殖組織(subretinal strand)を認める．網膜周辺部には後部硝子体剝離の最周辺部に網膜裂孔形成を認め，増殖性変化が始まっている．

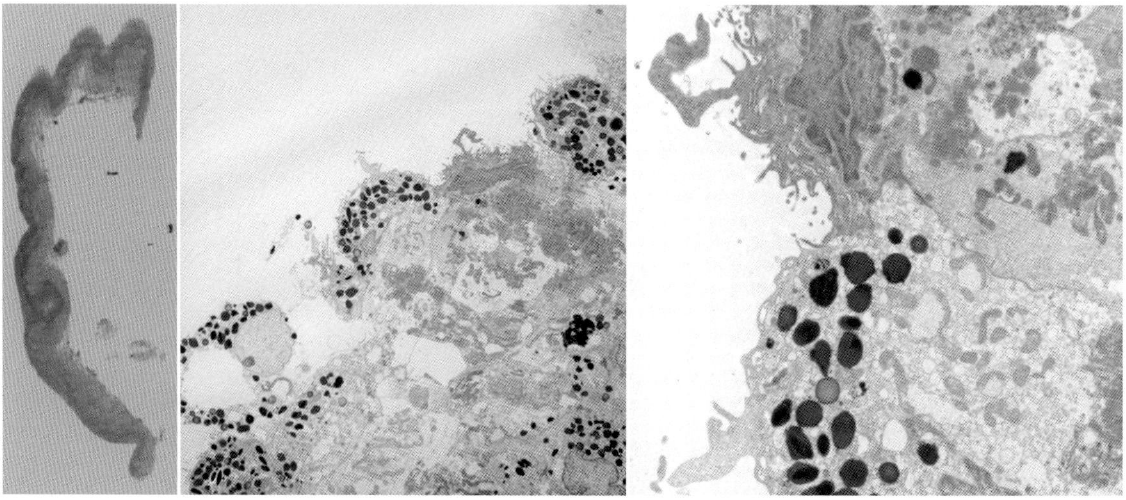

図 4. 増殖硝子体網膜症症例で摘出した網膜下柵(subretinal strand)
(光学顕微鏡写真と透過型電子顕微鏡写真)
遊走した網膜色素上皮細胞，マクロファージ，グリア細胞がみられる．色素上皮細胞はメラニン顆粒を含み，お互いに接着斑を持って上皮細胞の特徴を残している．

虹彩炎，眼内炎等の網膜血液柵の破綻を伴う場合，硝子体手術や冷凍凝固等の侵襲を伴う手術等が挙げられる．

網膜色素上皮細胞は神経外胚葉由来で網膜の最外層に存在し，内側には微絨毛を持った先端部が，外側には基底膜を持った基底部があり，上皮細胞としての特徴的な形態を有する．網膜剝離では網膜が色素上皮細胞層が離れることで，本来一層の立方上皮であった網膜色素上皮細胞は次第に遊走し，一部重層化しながら，剝離網膜裏面や網膜下腔へと遊走を始める．この過程で色素上皮細胞は基底膜から遊離し，極性を失い，メラニン顆粒等の色素上皮細胞に特徴的な性格を失いながら形質転換を生じ，次第に増殖能を得て筋線維芽細胞様の特徴を示すようになる．網膜剝離の拡大が途中で小休止すると，網膜剝離・非剝離の境界部で，遊走した色素上皮細胞が剝離網膜の裏面を登るように連続的に移動増殖する．この剝離境界部の色素上皮細胞塊は堤防状に増殖し，眼底検査ではメラニン顆粒を失うことで褐色〜灰白色の線状の構造として観察される(demarcation line)．再び網膜剝離が進行するとこの線状の色素上皮細胞由来の構造物は，網膜下に灰白色の索状の増殖組織，網膜下索(subretinal strand)として観察され，次第に細胞外基質の増加，収縮をきたして網膜に牽引をかけることになる(図 3, 4)．網膜下索は収縮が著明で術中に網膜復位の妨げになる場合は，適時切断や抜去が必要になる場合がある．網膜復位に問題がない場合は網膜裏面に残したままでも，復位後に網膜と色素上皮に挟まれることで細胞極性を回復し，次第に軽減，萎縮し索状の瘢痕組織となる．

また遊走した色素上皮細胞は網膜裂孔を通して網膜下腔から移動し硝子体腔へと散布される．硝子体腔に移動した色素上皮細胞は，硝子体の後面つまり後部硝子体皮質や，網膜表面の内境界膜上へ付着し増殖する．後部硝子体皮質は濃縮した細胞外基質である硝子体からなり，前述した色素上皮細胞，毛様体上皮細胞，後部硝子体に多く存在する硝子体細胞，網膜から遊出したグリア細胞，形質転換した線維芽細胞，遊走したマクロファージとともに増殖因子であるケモカイン，サイトカイン(interleukin(IL)-6,8,1, monocyte chemotactic protein(MCP)-1, transforming growth factor(TGF)-β, tumor necrosis factor(TNF)-α)等を介して増殖膜形成の舞台となる．次第に硝子体，後部硝子体皮質，内境界膜，網膜は，細胞の相互の遊走や細胞外基質の蓄積によって不可分な一塊の増殖組織となる(図4)．増殖組織形成とそれに引き続いて起こる牽引性網膜剝離によって難治性網膜剝離をきたし，増殖硝子体網膜症を呈する．増殖硝子体網膜症は，水晶体後面の前部硝子体を中心に起こる前部増殖硝子体網膜症(anterior PVR)と網膜内境界膜や後部硝子体皮質を中心に起こる後部増殖硝子体網膜症(posterior PVR)に大別される．さらなる増殖組織の収縮によって周辺部網膜が牽引されると，剝離した網膜は漏斗状となり毛様体扁平部や網膜鋸状縁を巻き込んで増殖組織塊を形成し，毛様体機能低下により低眼圧症をきたして眼球癆へと向かうことになる．

増殖膜は裂孔周囲だけではなく，網膜全体に増殖膜を形成しうる．特に硝子体手術後に起こる再増殖の場合は，硝子体の郭清により重力の影響で遊離した細胞は眼球下方に溜まりやすく，体位によって眼球後局部や眼球下方に黄斑上膜や増殖膜を形成しやすい(図5)．これらの術後増殖は時間とともに顕在化するため特に術後1～2か月の間は注意深い経過観察を要する．

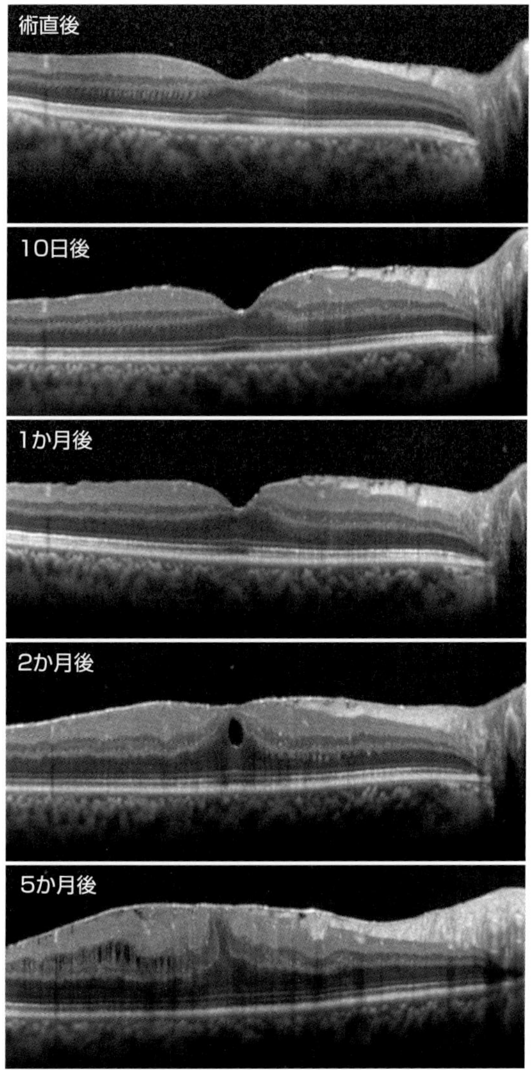

図 5.
網膜剝離硝子体手術後に生じたmacular puckerに対し膜剝離を必要とした．

これら病理学的疾患病態を根拠に網膜剝離の治療法としては，強膜内陥術によって十分なバックル効果が得られ，すべての裂孔の閉鎖，硝子体牽引の解除が可能な場合は強膜内陥術の適応となる．これらが困難な場合は硝子体手術の適応となり，増殖性変化が強い場合は両術式の併用や後述するように手術補助剤やタンポナーデ物質の併用が効果的である．

網膜剝離や増殖硝子体網膜症での病理学的検討方法

1．臨床検体の目的に応じた採取・処理方法

臨床検体の採取にあたって，目的によって処理方法が異なることに注意が必要である．病理組織学的検査には術中迅速診断のように無固定や弱固定で観察する場合もあれば，免疫染色や電子顕微鏡観察のように固定法を工夫する場合もある．臨床検体では得られる組織が少ないことが多く，どのような目的で，どのような検査を行うのか，どの検査を組み合わせるか，検体をどう割り振るかをよく決めて取りかかる必要がある．

2．電子顕微鏡を中心とした病理学的解析法

高解像度の詳細な病理学的解析には，組織採取から観察まで十分な準備が必要となる．組織標本では，この過程は，①目的組織の切り出し，トリミング，②固定，③洗浄，溶媒置換，④細切，⑤包埋，⑥面出し，⑦薄切，⑧染色といった工程が必要になる．固定にはパラホルムアルデヒド，ホルマリン，グルタールアルデヒド等が用いられ，後者ほど固定が強くなり微細構造が保たれるが，抗原性等は低下してしまう．通常の電子顕微鏡観察には固定に優れたグルタールアルデヒドが選択される．近年は外部業者に委託する場合も多いと思われるが，包埋や切り出しには採取者しかわからない情報もあり，本人が行う，もしくは立ち会うことが解析の成否に繋がる．

電子顕微鏡には透過型電子顕微鏡と走査型電子顕微鏡があり，それぞれ試料の準備法と観察対象，観察法が異なるが，電子顕微鏡は一般の光学顕微鏡と似た部分も多く決して難しいものではない．

3．網膜切片，増殖膜，黄斑前膜，内境界膜の固定，包埋，観察

手術中に得られる標本は，組織の変性が少なく，また病勢が活発な時期の病理像が観察できるというメリットがある反面，得られる組織はごくわずかで，変形しやすく摘出後の適切な処理が重要になる．

術中標本は非常に小さく，腫瘍性病変のように割を入れることは困難で，一般的には摘出組織を一塊として固定する．我々は術中顕微鏡下で眼内灌流液を少量入れた清潔なエッペンドルフ® 等の小容器に組織を浮遊させ，固定液を追加して固定する方法を行っている．代表的な包埋法としては，光学顕微鏡用にパラフィンに包埋する方法，電子顕微鏡用にエポン樹脂に包埋する方法がある．組織が小さいため確認が難しい場合はあらかじめ色素を用いて染色をしておくと，後の切片作製が容易となる．パラフィン切片は通常のヘマトキシリンエオジン染色に加え免疫染色等，適用範囲は広いが，組織が小さいために通常数枚～10 枚程度しか切片が取れない難点がある．エポン樹脂切片は電子顕微鏡用に薄切するため，切片は多数取れるが，得られる情報が断片的になる難点がある．

4．増殖膜，網膜前膜，内境界膜等の伸展観察法

一般的に術中摘出組織は摘出後に複雑に折れ曲がり，そのまま包埋すると組織の元の形は理解しがたくなる．筆者らは術中摘出組織の特異性を活かして多くの情報を得るために，伸展観察法を考案した[12]．固定洗浄した膜組織を暗視野実体顕微鏡下で，スライドグラス上の水滴内に浮遊させたまま伸展し徐々に濾紙で水分を取ることで，グラス上に貼り付けることができ組織の生体内での状態を再現する．必要に応じて後固定を行い，緩衝液を蒸留水に置換した後，風乾する．その後標本は光学顕微鏡，免疫染色，in situ hybridization，走査型電子顕微鏡，透過型電子顕微鏡等を用いて観察する．標本は 1 検体につき 1 枚しか得られないが，細胞や細胞外基質，また特定の蛋白や mRNA の分布を空間的に把握できる利点がある．

臨床検体を解析すると，日頃硝子体手術で切除している後部硝子体皮質や増殖膜，黄斑上膜，内境界膜の病理学的意義が直接にわかり，手術のそれぞれの手技の目的と効果をはっきりと理解ができる．網膜疾患において臨床検体を科学したうえ

でOCTを観察すると，それぞれのOCT所見の病理学的意義を鮮やかに想像することができ一層病態の理解が進むと考えられる．

我が国の網膜剝離の実像

網膜剝離は重篤な臨床疾患であり，その臨床的特徴や治療成績は常に臨床研究の対象になってきた．ここ最近だけでも網膜剝離治療には，極小切開硝子体手術(MIVS)，広角観察顕微鏡システム，手術補助剤併用硝子体手術等の新しい技術が導入され，術式も進歩している．

日本網膜硝子体学会(JRVS)では，MIVS時代における網膜剝離患者の臨床的特徴を記録し，治療の結果を評価するために，特別にレジストリシステムを構築した．対象は2016年2月～2017年3月までに日本国内の網膜硝子体疾患治療専門施設で治療を受けた網膜剝離患者とした．各施設で治療したすべての網膜剝離症例を，インターネットを通じて登録した．網膜剝離患者の主要な臨床的特徴について解析した[13]．

患者年齢分布の変化とその背景分析

裂孔原性網膜剝離の発症年齢はさまざまな報告がみられるが，従来は2峰性を示すと考えられてきた．すなわち，若年者にみられる山と中高年にみられる山である[13]．上野らは1974年から1年間に観察した202例を解析し，10～30歳代および50～60歳代をピークとする明らかな2峰性の分布を認め，それぞれの集団が円孔型剝離と裂孔型剝離に分類され，疾患病態が異なる可能性について言及した[14]．本レジストリの実臨床データの解析では50歳代をピークとする1峰性を示し，以前の若年者にみられたピークは潜在化していることが報告された[13]．

1974年当時の裂孔原性網膜剝離の種類を解析し，代表的な原因として，網膜周辺部の網膜円孔によるもの(36.6%)，弁状裂孔によるもの(30.7%)，黄斑円孔によるもの(9.9%)を挙げた[14]．またこのうち，円孔型剝離は15～35歳までの間に集中していたことを報告した．同様に裂孔型剝離の86%は45歳以上で発症しており，平均年齢は54歳であった．円孔型剝離は前駆症状に乏しく，いきなり視野欠損や変視症，色視症等の症状で初発し，後部硝子体剝離を伴わないことが扁平な網膜剝離を呈し，若年にピークを持つ患者群を代表すると考えられた．裂孔型剝離は飛蚊症や光視症等の前駆症状を伴い，前駆症状から視野障害等を生じる期間が比較的短く，網膜の上方に裂孔が存在することが多く，後部硝子体剝離を伴い胞状網膜剝離を示すことが多く，硝子体出血を伴うことがあるとし，50歳以上にピークを持つ患者群と考えられた．これらの疾患の特徴は後部硝子体剝離の有無や，網膜や色素上皮の加齢性変化に依存し，この裂孔原性網膜剝離の症例のなかには原因の異なるサブグループが存在する可能性を示した．

上野らの報告[14]に比較し本レジストリの実臨床データの解析では10～30歳代の症例は著明に減少しており以前の若年者にみられたピークは潜在化し，50～60歳代をピークとする1峰性を示した[13]．また若年層の減少に伴い，50～60歳代のピークはより急峻となり，症例の年齢が集中していることがわかる．さらに網膜裂孔の分類では，円孔型が18.9%，弁状裂孔型が72.3%，黄斑円孔型が2.7%となっており，網膜円孔が半減し，弁状裂孔型が2.4倍に増加していることがわかった．

若年者の網膜剝離の代表的な原因であるアトピー性皮膚炎に着目すると，アトピー性皮膚炎合併の記載があった症例は52例で全症例の8.7%を占めていた．アトピー性皮膚炎の大規模研究によると1歳以下で発症するものが50～60%，5歳以下で発症するものが80%にのぼる．全年齢層で検討すると幼児期，小学生，中学生と年齢が長ずるにつれ，その頻度は減少し経時的な軽減傾向が観察されるが，全患者の2%は45歳以上であると報告されている．アトピー性皮膚炎の有病率が近年，経時的に減少し軽症化傾向が観察されていることから，網膜剝離の原因疾患としての割合も次第に減少していることが予想できる.

アトピー性皮膚炎を基礎疾患に持つ網膜剝離症例では強膜内陥術を第一選択とする施設が多いと予測され，アトピー性皮膚炎の減少は強膜内陥術症例の減少にも寄与している可能性がある．今後も人口年齢構成の変化やアトピー性皮膚炎の減少が予測され，50〜60歳代をピークとする症例の増加は硝子体の液化や後部硝子体剝離の進んだ症例の増加を意味し，硝子体手術の発展にかかる期待は大きい.

網膜剝離の今後の展望

今回解説したように病理学的解析に基づいて，疾患病態を理解し，網膜剝離手術においては確実な後部硝子体剝離や残存硝子体皮質除去が重要視されている．また残存皮質や黄斑上膜，内境界膜可視化目的で，brilliant blue G(BBG)の使用も拡大している[15)16)]．また手術時のタンポナーデ物質としてパーフルオロカーボン液(PFCL)の利用も拡大傾向であり，網膜復位や膜処理，下液排除に大変有用であり，近年利用が拡大していると予測される．Ishikawaらは網膜剝離下の下液排除に，医原性裂孔を作成し下液排除した症例とパーフルオロカーボン液を使用し周辺の原因裂孔から下液排除した症例を比較し，前者と比較し後者では優位に術後合併症として知られる黄斑上膜形成，黄斑パッカーをきたす症例が少なかったと報告した[17)]．今後も病理学的な考察に基づき，エビデンスを重ねることで，疾患病態を理解し，手術療法の改善，治療法の最適化が重要と考えられた.

文　献

1) Hisatomi T, Sakamoto T, Murata T, et al：Relocalization of apoptosis-inducing factor in photoreceptor apoptosis induced by retinal detachment in vivo. Am J Pathol, **158**(4)：1271-1278, 2001.
2) Hisatomi T, Sakamoto T, Goto Y, et al：Critical role of photoreceptor apoptosis in functional damage after retinal detachment. Curr Eye Res, **24**(3)：161-172, 2002.
3) Hisatomi T, Sakamoto T, Sonoda KH, et al：Clearance of apoptotic photoreceptors：elimination of apoptotic debris into the subretinal space and macrophage-mediated phagocytosis via phosphatidylserine receptor and integrin alphavbeta3. Am J Pathol, **162**(6)：1869-1879, 2003.
4) 久冨智朗，森　賢一郎，立花　崇ほか：眼疾患とバイオマーカー　バイオマーカーの視覚化による疾患病態理解と治療法開発への挑戦．日眼会誌，**125**(3)：266-284，2021.
5) Zacks DN, Hanninen V, Pantcheva M, et al：Caspase activation in an experimental model of retinal detachment. Invest Ophthalmol Vis Sci, **44**(3)：1262-1267, 2003.
6) Arroyo JG, Yang L, Bula D, et al：Photoreceptor apoptosis in human retinal detachment. Am J Ophthalmol, **139**(4)：605-610, 2005.
7) Nakazawa T, Hisatomi T, Nakazawa C, et al：Monocyte chemoattractant protein 1 mediates retinal detachment-induced photoreceptor apoptosis. Proc Natl Acad Sci U S A, **104**(7)：2425-2430, 2007.
8) Hisatomi T, Nakazawa T, Noda K, et al：HIV protease inhibitors provide neuroprotection through inhibition of mitochondrial apoptosis in mice. J Clin Invest, **118**(6)：2025-2038, 2008.
9) Hisatomi T, Tachibana T, Notomi S, et al：Internal Limiting Membrane Peeling-Dependent Retinal Structural Changes after Vitrectomy in Rhegmatogenous Retinal Detachment. Retina, **38**(3)：471-479, 2018.
10) Notomi S, Hisatomi T, Kanemaru T, et al：Critical involvement of extracellular ATP acting on P2RX7 purinergic receptors in photoreceptor cell death. Am J Pathol, **179**(6)：2798-2809, 2011.
11) Notomi S, Hisatomi T, Murakami Y, et al：Dynamic increase in extracellular ATP accelerates photoreceptor cell apoptosis via ligation of P2RX7 in subretinal hemorrhage. PLoS One, **8**(1)：e53338, 2013.
12) Hisatomi T, Enaida H, Sakamoto T, et al：A new method for comprehensive bird's-eye analysis of the surgically excised internal limiting mem-

brane. Am J Ophthalmol, **139**(6) : 1121-1122, 2005.
13) 久冨智朗：ビッグデータから見えてきたわが国の網膜剥離の実像. 臨床眼科, **75**(13)：1584-1589, 2021.
14) 上野聡樹, 樋端みどり：網膜剥離の統計的観察(Ⅱ)年齢分布について. 日眼会誌, **82**(1)：46-52, 1978.
15) Hisatomi T, Enaida H, Matsumoto H, et al：Staining ability and biocompatibility of brilliant blue G：preclinical study of brilliant blue G as an adjunct for capsular staining. Arch Ophthalmol, **124**(4)：514-519, 2006.
Summary 手術補助剤として brilliant blue G (BBG)を開発した最初の論文.
16) Enaida H, Hisatomi T, Hata Y, et al：Brilliant blue G selectively stains the internal limiting membrane/brilliant blue G-assisted membrane peeling. Retina, **26**(6)：631-636, 2006.
17) Ishikawa K, Akiyama M, Mori K, et al：Drainage Retinotomy Confers Risk of Epiretinal Membrane Formation After Vitrectomy for Rhegmatogenous Retinal Detachment Repair. Am J Ophthalmol, **234**：20-27, 2022.
Summary 医原性裂孔を作成すると黄斑上膜の合併症が起こりやすくなることを示した論文.

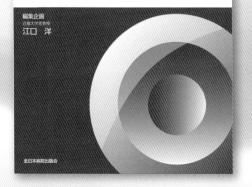

MB OCULI. No. 114：73－79, 2022

特集／知らないでは済まされない眼病理

加齢黄斑変性の病理と病態

髙橋寛二*

Key Words： 典型 AMD(typical AMD)，ポリープ状脈絡膜血管症(polypoidal choroidal vasculopathy)，網膜血管腫状増殖(retinal angiomatous proliferation)，1 型脈絡膜新生血管(type 1 choroidal neovascularization)，2 型脈絡膜新生血管(type 2 choroidal neovascularization)

Abstract： 人口の高齢化によって近年増加しつつある加齢黄斑変性(age-related macular degeneration：AMD)にはさまざまな病期・病態があり，その診療には病態の理解が重要である．2008 年に公表された「加齢黄斑変性の分類と診断基準」では，AMD は前駆病変と加齢黄斑変性に分類され，後者は萎縮型と滲出型に分類されている．滲出型 AMD の特殊型としてポリープ状脈絡膜血管症(polypoidal choroidal vasculopathy：PCV)と網膜血管腫状増殖(retinal angiomatous proliferation：RAP)が位置づけられ，滲出型 AMD のうち，通常の脈絡膜新生血管(choroidal neovascularization：CNV)から発症する病型は典型 AMD と呼ばれている．本稿では AMD の病理組織所見とそれに基づいた病態について解説した．AMD の病態の理解と治療には，病理組織所見を知ることは重要である．

本稿は下記文献に加筆修正したものである．

髙橋寛二：加齢黄斑変性の病態．Prog Med，**33**：2071-2077，2013.

はじめに

人口の高齢化によって近年増加しつつある加齢黄斑変性(age-related macular degeneration：AMD)にはさまざまな病期・病態があり，その診療には病態の理解が重要である．2008年に厚労省研究班の加齢黄斑変性診断基準作成ワーキンググループにより公表された「加齢黄斑変性の分類と診断基準」[1]では，AMD は前駆病変と加齢黄斑変性に分類され，後者は萎縮型と滲出型に分類されている．滲出型 AMD の特殊型としてポリープ状脈絡膜血管症(polypoidal choroidal vasculopathy：PCV)と網膜血管腫状増殖(retinal angiomatous proliferation：RAP)が位置づけられ，滲出型 AMD のうち，通常の脈絡膜新生血管(choroidal neovascularization：CNV)から発症する病型は典型 AMD と呼ばれている．本稿では AMD の病理組織所見と病態について解説する．

前駆病変

AMD の前駆病変には網膜色素上皮異常(図 1)と軟性ドルーゼンがある(図 2)．網膜色素上皮異常は，黄斑部に網膜色素上皮(retinal pigment epithelium：RPE)の障害による色素沈着，色素脱失，色素むら，1 乳頭径未満の漿液性色素上皮剥離がみられるものをいう[1]．その病態は加齢による網膜色素上皮の増殖，萎縮，変性，剥離等があるが，最近では一部の色素上皮異常は，肥厚した脈絡膜「pachychoroid」が関与すると考えられている．軟性ドルーゼンはRPEの基底膜とブルッフ膜の内膠原線維層の間に多形性物質が沈着したも

* Kanji TAKAHASHI，〒573-1010 枚方市新町 2-5-1 関西医科大学眼科学教室，教授

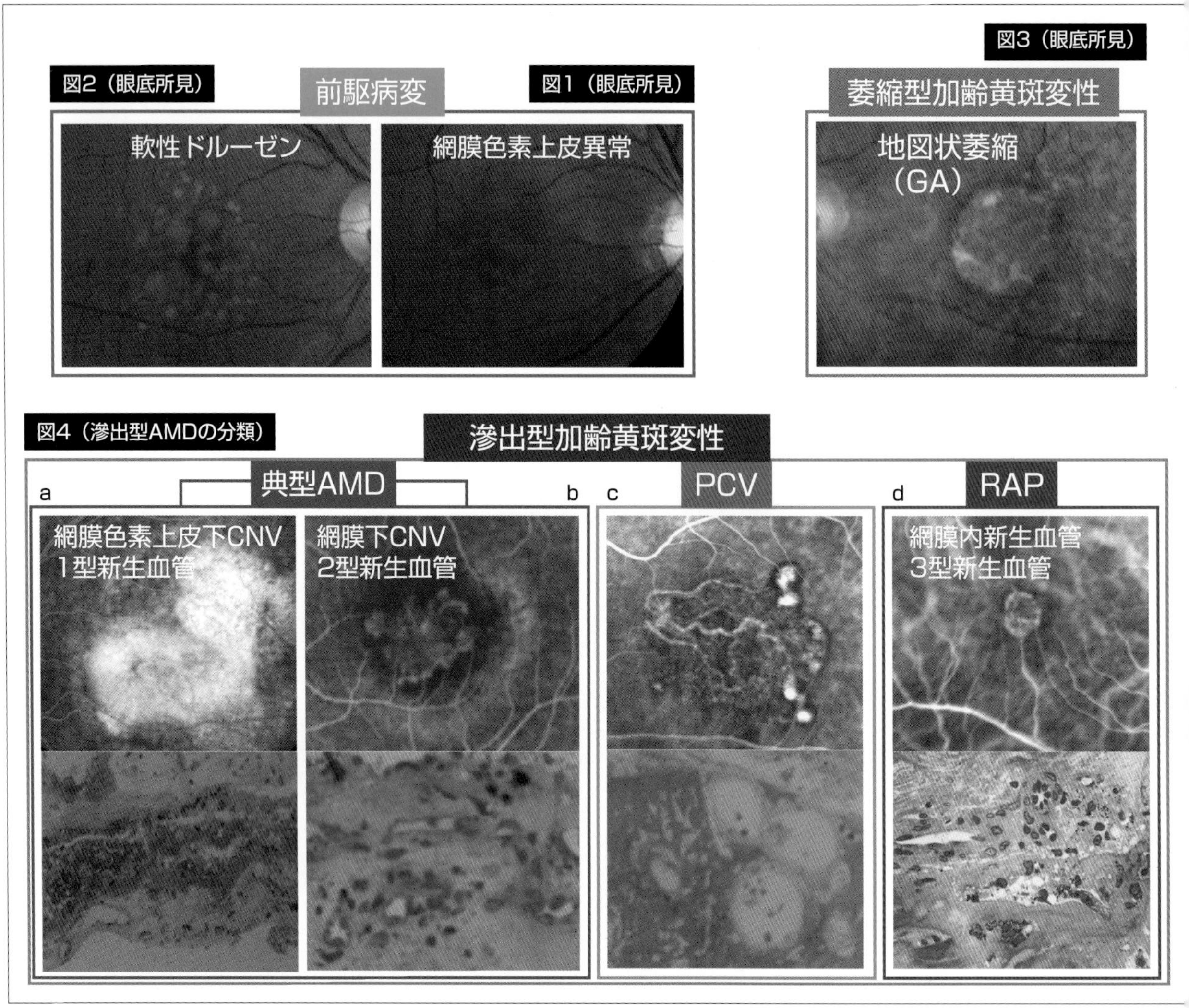

図 1〜4．加齢黄斑変性の主要病型と臨床／病理相関（下段の青色の染色はすべてトルイジンブルー染色）

図 1：網膜色素上皮異常．黄斑部網膜に広範囲の色素むらがみられる．

図 2：軟性ドルーゼン．黄斑部中心窩付近に集簇した RPE 円形黄白色隆起がみられる．

図 3：萎縮型加齢黄斑変性．中心窩に接して類円型に RPE の強い色素脱失（地図状萎縮）がみられる．病理組織では，このような地図状萎縮の部分では，RPE と網膜外層はほぼ完全に消失している．

図 4：滲出型加齢黄斑変性各病型の臨床–病理相関

上段は蛍光眼底造影所見，下段は組織所見．

a 上段：典型 AMD 網膜色素上皮下（CNV1 型新生血管 FA）．新生血管部は密集した顆粒状過蛍光と造影後期緩慢な蛍光漏出を示す．

a 下段：病理組織（1 型 CNV）．増殖した RPE と RPE 下に血管腔を有する新生血管が発育している（線維血管性色素上皮剝離の状態）．

b 上段：典型 AMD 網膜下（CNV2 型新生血管 FA 早期）．網膜下新生血管は毛糸球のよう明瞭な過蛍光を示し，その周囲は RPE の増殖を示す dark halo を示している．

b 下段：幼弱な血管内皮細胞と周皮細胞の増殖がみられる．周囲は無定形物質（組織学的にはフィブリン）が大量にみられる．

c 上段：PCV（FA）．ポリープ状病巣上段 IA 所見．蛇行した異常血管網とその末梢のポリープ状病巣が数個の球型の過蛍光としてみられる．

c 下段：PCV 病理組織．ポリープ状病巣は血管壁が厚く拡張した血管の集合体である．ときに自然閉塞を示すことがある．

d 上段：RAP（IA 造影早期）．網膜血管との明瞭な吻合を示す糸玉状の新生血管がみられる

d 下段：RAP 組織．増殖した血管内皮細胞が多数みられ，網膜内で密集した細胞塊を形成している．

（髙橋寛二：加齢黄斑変性の病態．Prog Med，**33**：2071–2077，2013．より転載）

ので，沈着した物質によってRPEが隆起した状態を示す．軟性ドルーゼンでは，組織学的にはRPEの加齢性変化によってRPE基底側の細胞外に沈着したbasal depositがCNVの発生素地として重視されている(図2)．RPEは視細胞外節を常に貪食消化しているが，加齢や酸化ストレスによってRPEの機能低下が起きると十分な消化が不可能となり，細胞残渣や基底膜様物質の沈着が細胞外に起こるとされている．沈着物質の組成としては膜様残渣物，非エステル化コレステロール，補体，アミロイドβ等が証明され，CNVを引き起こす慢性炎症のもととなっていると考えられている[2]．一方では，RPEは血管新生促進因子のうち最も重要な増殖因子として知られている血管内皮増殖因子(VEGF)，血管新生抑制因子として注目されている色素上皮由来因子(PEDF)を恒常的に発現しているが，そのバランスの崩れによってCNVが発生するという考えがある．一方，AMD患者の疾患感受性遺伝子の研究から，補体活性化の代替経路の抑制因子である補体因子Hの一塩基多型が発症に強く関与することが指摘されており[3]，補体の活性化を通じた慢性炎症細胞の浸潤がブルッフ膜の病的変化を招き，CNVのRPE下や網膜下への侵入を促進すると考える学説がみられる．

最近注目されているドルーゼンと鑑別を要する所見として，reticular pseudodrusen(網状偽ドルーゼン)がある[4)5)]．これは検眼鏡眼には眼底後極部を中心にみられる多数の小さい黄色点で，当初，無赤色光あるいは青色光で可視化強調され，AMDのリスクファクターであるとして注目が集まった．組織学的には通常のドルーゼンのようなRPE下の沈着物質ではなく，RPE上(網膜下)に蓄積するドルーゼン様沈着物であることが証明されている[5]．臨床的には，この網状偽ドルーゼンは，①80歳以上の高齢者に多い，②全AMDの24%に存在する(欧米人)，③黄斑部耳上側象限に多い，④網膜内新生血管発生のハイリスクサインとなり，⑤RAP(図5)を発生する症例に有意に多い，⑥NVが両眼に発生し重症化しやすい，⑦経過中消失することがある等の種々の臨床的特徴を持ち，AMDの予後を占う因子として重視されている[4)5)]．

萎縮型AMD

萎縮型AMDは，加齢とともに，黄斑部に大きさを問わず脈絡膜血管が透見できる境界鮮明な地図状萎縮(geographic atrophy：GA)がみられる状態をいう[1)](図3：眼底所見)．萎縮型AMDの基本的な病態は，加齢に伴うRPEの変性萎縮と，それに続く局所の視細胞の減少，脈絡膜毛細血管の閉塞，消失である．GAの母体は軟性ドルーゼンのことが多く，RPE下の沈着物質が吸収されるとGAに進展しうるが，GAの出現までには，平均6.6年経過しているという報告がある[6)]．OCTでは，GA部ではRPEラインの平坦化，光受容体(内節・外節)の消失と外顆粒層の菲薄化，消失がみられる．GAの経過として，少なくとも2年以上経過をみると，両眼性GAは88%の症例で萎縮巣が拡大し，その拡大率は2.1 mm^2/年であると報告されている[7)]．GAはCNVの発生母体としても重要で，GAからのCNV発生のリスクとして，両眼性GAからのCNV発生率は2年で2%，4年で11%であり，僚眼にCNVを持つGAからのCNV発生率は2年で18%，4年で34%とかなりリスクが高くなることが知られている．

近年発達した新しい診断方法，眼底自発蛍光(fundus autofluorescence：FAF)は中心性漿液性脈絡網膜症，AMD等，RPEの変化をきたす黄斑疾患の診断に重要性が増している[8)]．FAFはRPE内外に貯留した消耗色素リポフスチンが青色光で自発蛍光を発することから，非侵襲的にRPEの機能を表す検査として重視されており，萎縮型AMDで生ずるGA部では，RPEの強い萎縮によって萎縮部は境界鮮明な自発低蛍光を生ずる．

滲出型AMD

1．典型AMD

典型AMDでは，CNVがRPE下またはRPEを貫いて網膜下に発育する．分類としてはGassに

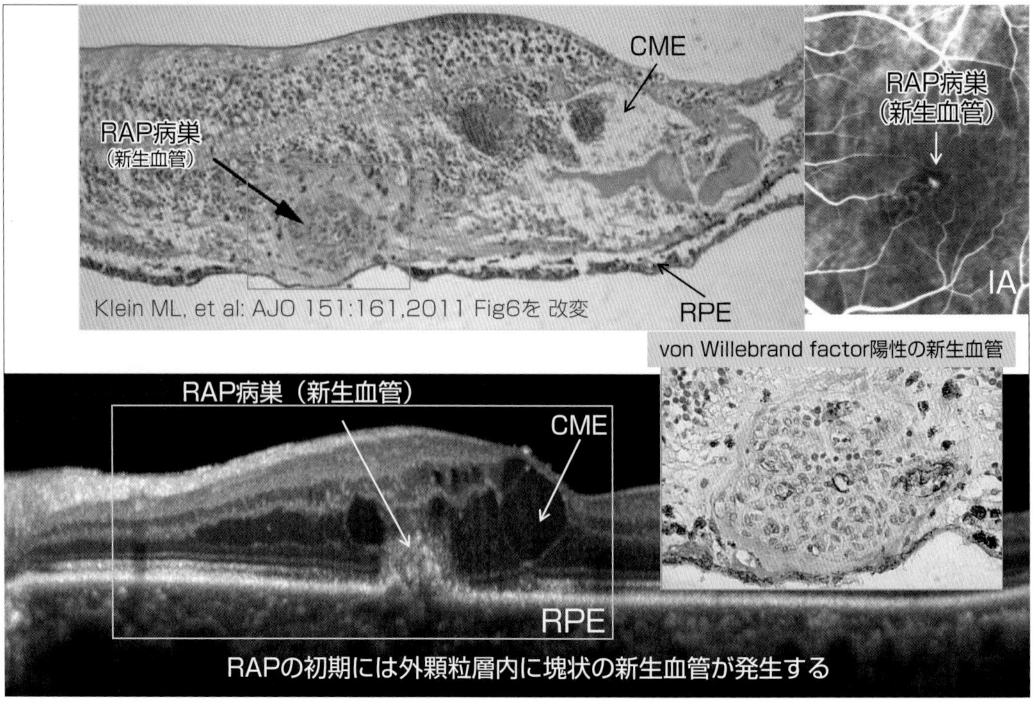

図 5. 網膜血管腫状増殖(RAP)stage Ⅰの組織像とOCT, IA像

よる病理組織学的分類とフルオレセイン蛍光眼底造影(fluorescein angiography：FA)による分類[9]が一般化している. 前者では, RPE下に発育する新生血管を1型CNV, RPEを貫いて網膜下に発育する新生血管を2型CNVと呼んでいる(図4-b). FAでのclassic CNVはGass分類の2型CNV, occult CNVは1型CNVにほぼ相当すると考えて良い. 1型CNV(図4-a)は発生当初はRPE後面に沿った血管網として扁平に発育するが, 進行すると線維血管性色素上皮剝離(fibrovascular pigment epithelial detachment：fibrovasculae PED)と呼ばれるドーム状の隆起を示す形態となる. 2型CNV(図4-b)は発生当初は網膜下で幼弱な新生血管と多量のフィブリンや出血と混在し, 漿液性網膜剝離を伴ってみられるが, 進行して慢性化すると線維化を起こし, 線維血管性の網膜下瘢痕となる.

1型CNVは滲出型加齢黄斑変性で非常に多くみられる病変である. 摘出眼球標本や硝子体手術時の摘出標本でみられる1型CNVは, 血管内皮細胞の胞体が薄く, fenestrationを持つ, 脈絡膜毛細血管類似の管腔の発達した毛細血管としてみられることが多い(図4-a).

網膜色素上皮を貫いて網膜下で発育する2型CNVは, 滲出型AMDの一部や, 他の血管新生黄斑症(強度近視や特発性CNV)の主病態としてみられる. 2型CNVは, 眼底では網膜下での出血, 滲出によって視細胞に直接障害を及ぼしやすいため, 発症が急速で視力低下も強い. 人眼の摘出標本でみられる活動期の2型CNVの組織像では, 新生血管の先進部では厚い胞体と狭い血管内腔, そして未発達な細胞間結合装置を持つ幼弱な血管の形態を示す(図4-b). また, 血管内皮細胞周辺には大きい周皮細胞やリンパ球, マクロファージ等の慢性炎症細胞がみられる. 2型CNVの周囲には大量のフィブリンがみられ, これが眼底でみられる灰白色の滲出斑の成因となっている. 2型CNVは, 長期間経過すると線維化が進行し, 脈絡膜の線維芽細胞や線維芽細胞様に形質変換したRPEから産生される多量の膠原線維が成熟した新生血管の周囲にみられるようになる.

2．PCV（図4-c）

PCVは1990年，Yannuzziらによって明らかにされた疾患概念[11]で，RPE下の異常な走行を示す血管（異常血管網）とその先端部の拡張した血管瘤様の血管塊（ポリープ状病巣）を示す病型である．PCVはアジア人に多く，我が国では滲出型AMD中の頻度は40〜50％と多数を占める．その臨床診断には日本PCV研究会による診断基準が一般的に用いられている[12]．PCVには，典型例のほか，ポリープ状病巣の透過性亢進によって網膜下にフィブリンの析出をみる症例[13]が約30％にあり，真の2型CNVが合併する症例が数％存在する．

この疾患における異常血管の起源と病態については議論があり，当初Yannuzziらは脈絡膜血管自体の異常として報告を行ったが[11]，Uyamaらは日本人のPCVを初めて詳細に観察し，1型CNVの一亜型であるという概念を提唱した[14]．摘出標本を中心とした病理組織では，ポリープ状病巣の異常血管は，重層化のために肥厚した血管基底膜を持つ厚い血管壁を有する拡張血管からなり，これは通常の未熟な新生血管ではなく，変性・硬化した成熟血管である[15]ことが判明している．筆者らの形態学的観察では，この血管塊はRPEの基底膜直下に接して存在し，すでに自然閉塞した古い血管もみられた（図4-PCV組織像）．最近ではポリープ状病巣は1型CNVが長期経過した結果生じたもの，すなわち血管新生症であり，脈絡膜血管症ではないという説が一般化している．

さらに最近では，PCVの脈絡膜の病態に注目が集まっている．深部強調OCT画像（enhanced depth inaging OCT：EDI-OCT），スウェプトソースOCT（swept source OCT：SS-OCT）によって脈絡膜断層像の観察が可能となり，PCVでは典型AMDよりも中心窩下脈絡膜が厚いことが報告され[18]，特に脈絡膜血管透過性の亢進がみられる症例で顕著であるとされている（pachychoroid disorders）．

3．RAP

RAPは2001年Yannuzziらによってその概念が報告された当初[19]，初発病変は網膜内新生血管であり，これが網膜表層の血管と吻合を作るとともに網膜下にも進展し，やがてCNVひいては脈絡膜血管とも吻合する難治性の病型として報告された．しかし，最近その概念が一部修正され，新生血管は網膜外層に初発し，やがて網膜内層に進展し網膜血管と吻合すると報告されている（type 3 neovascularizationの概念）[20]．RAPは我が国では滲出型AMD中5％と頻度は低いが，発症年齢が平均80歳以上と高く，女性に多く，両眼発症率が高いことが特徴である．眼底所見では，癒合性軟性ドルーゼンや網状偽ドルーゼンをバックグラウンドとする眼に発生しやすい．発症初期のRAPでは，網膜内に網膜血管と連絡しない小赤点と網膜浮腫が突然現れる．次の段階では，小さい網膜表層あるいは網膜内出血とともに，強い囊胞様黄斑浮腫（cystoid macular edema：CME）が急速に出現し，網膜剝離も出現して視力が急速に低下する．さらに進行すると漿液性色素上皮剝離を伴うようになり，進行期には網膜血管との明瞭な吻合を持つ線維血管性色素上皮剝離の状態となる．Yannuzziらは，本病型の病期を網膜内新生血管（stage Ⅰ），網膜下新生血管（stage Ⅱ），脈絡膜新生血管（stage Ⅲ）の3期に分類した[19]が，最近，Ⅳ期を加えて修正している[21]．RAPの新生血管はＩＡによって網膜血管あるいは脈絡膜血管との吻合（retinal-retinal anastomosis：RRA，retinal-choroidal anastomosi：RCA）を有する明瞭な血管塊として描出される．この新生血管は網膜血流にも養われるため，血流が豊富で増殖が速いのが特徴であり，急激な悪化を招く原因となっている．なお，先に述べたOCTによる脈絡膜の研究では，RAPでは脈絡膜の菲薄化がみられることが明らかになっているが，この所見と病態との関連はまだ不明である．

最近RAPの摘出眼標本における組織像が報告され，網膜外層に生じた新生血管とRPEの関係が明らかにされた[22]．本病型の病因は依然として不明であるが，モデル動物として血管内皮増殖因子

(vascular endothelial growth factor：VEGF)が視細胞レベルで強く発現するVEGFトランスジェニックマウスが知られており[23]，網膜外層での強いVEGFの発現が発症に関与しているものと考えられる．

おわりに

AMDの病期，病型における病態を主として病理学的側面から述べた．誌面の都合から，ここでは十分に触れることができなかったが，分子病態と抗VEGF薬の開発や研究も日進月歩で進んでおり，今後，病態解明による新しい治療法の開発が望まれる．

文　献

1）髙橋寛二，石橋達朗，小椋祐一郎ほか，厚生労働省網膜脈絡膜・視神経萎縮症調査研究班加齢黄斑変性診断基準作成ワーキンググループ：加齢黄斑変性の分類と診断基準．日眼会誌，**112**：1076，2084，2008.

2）Buschini E, Piras A, Nuzzi R, et al：Vercelli：Age related macular degeneration and drusen：neuroinflammation in the retina. Prog Neurobiol, **15**：14-25, 2011.

3）Edwards AO, Ritter R 3rd, Abel KJ, et al：Complement factor H polymorphism and age-related macular degeneration. Science, **308**：421-424, 2005.

4）Arnold JJ, Sarks SH, Killingsworth MC, et al：Reticular pseudodrusen：a risk factor in age-related maculopathy. Retina, **15**：183-191, 1995.

5）Zweilfel SA, Spaide RF, Curcio CA, et al：Reticular pseudodrusen are subretinal drusenoid deposits. Ophthalmology, **117**：303-312, 2010.

6）Klein ML, Feriss Ⅲ FL, Armstrong J, et al：Retinal precursors and the decelopment of geographic atrophy in age-related macular degeneration. Ophthalmology, **115**：1026-1031, 2008.

7）Sunness JS, Gonzalez-Baron J, Bressler NM, et al：The development of choroidal neovascularization in eyes with the geographic atrophy form age-related macular degeneration. Ophthalmology, **206**：910-919, 1999.

8）Holz FG, Binderwald-Wittich A, Fleckenstein M, et al：Progression of geographic atrophy and impact of fundus autofluorescence patterns in age-related macular denegeration. Am J Ophthalmol, **143**：463-472, 2007.

9）Gass JDM：Biomicroscopic and histopathologic considerations regarding the feasibility of surgical excision of subfoveal neovascular membranes. Am J Ophthalmol, **118**：285-298, 1994.

10）Macular Photocoagularion Study group：Argon laser photocoagulation for senile macular degeneration. Results of a randomized clinical trial. Arch Ophthalmol, **100**：912-918, 1982.

11）Yannuzzi LA, Sorenson J, Spaide RF, et al：Idiopathic polypoidal choroidal vasculopahty(IPCV). Retina, **10**：1-8, 1990.

12）日本ポリープ状脈絡膜血管症研究会：ポリープ状脈絡膜症の診断基準，日眼会誌，**109**：417-427，2005.

13）尾辻　剛，津村晶子，髙橋寛二ほか：自然経過中にclassic脈絡膜新生血管の所見を示したポリープ状脈絡膜血管症の検討．日眼会誌，**110**：451-461，2006.

14）Uyama M, Matsubara TM, Fukushima I, et al：Idiopathic polypoidal choroidal vasculopahty in Japanese patients. Arch Ophthalmol, **117**：1035-1042, 1999.

15）Nakashizuka H, Mitsumata M, Okisaka S, et al：Clinicopathologic findings in polypoidal choroidal vasculopathy. Invest Ophthalmol Vis Sci, **49**：4729-4737, 2008.

16）湯澤美都子：ポリープ状脈絡膜血管症．日眼会誌，**116**：200-232，2012.

17）Rosa RH, Davis JL, Eifrig CWG：Clinicopathologic correlation of idiopathic polypoidal choroidal vasculopathy. Arch Ophthalmol, 502-507, 2002.

18）Koizumi H, Yamagishi T, Yamazaki T, et al：Subfoveal choroidal thickness in typical age-related macular degeneration and polypoidal choroidal vasculopathy. Greafe's Arch Clin Exp Ophthalmol, **249**：1123-1128, 2011.

19）Yannuzzi LA, Nnegrao S, Iida T, et al：retinal angiomatous proliferation in age-related macular degeneration. Retina, **21**：416-434, 2001.

20）Freund KB, Zweifel SA, Engelbert M：Do we need a new classification for choroidal neovascu-

larization in age-related macular degeneration. Retina, **30** : 1333-1349, 2010.
21) Yannuzzi LA : retinal angiomatous proliferation, type 3 neovascularization. The Retinal Atlas. Elsevier, Philadelphia, pp. 592-602, 2010.
22) Klein ML, Wilson DJ : Clinicopahtologic correlation of choroidal and retinal neovascular lesions in age-related macular degeneration. Am J Ophthalmol, **151** : 161-169, 2011.
23) Grossnikulaus HE, Kang SJ, Berglin LB : Animal models of choroidal and retinal neovascularization. Prog Retin Eye Res, **29** : 500-519, 2010.

MB OCULI. No. 114：80－85, 2022

特集／知らないでは済まされない眼病理

網膜芽細胞腫

鈴木茂伸*

Key Words： *RB1* 遺伝子(*RB1* gene), *CRX* 遺伝子(cone-rod homeobox-containing gene), ロゼット形成(rosette), 未分化型(undifferentiated type), 血管周囲増殖(perivascular proliferation)

Abstract：網膜芽細胞腫は臨床診断に基づき治療方針を決める必要がある．眼球摘出をした場合に初めて病理診断が可能である．未分化型は小型円形細胞の集簇で，血管周囲増殖を示し，血管から離れた部位では壊死を伴い，石灰化が析出する．分化型はロゼット形成が特徴的であり，網膜への分化を示す所見である．免疫染色では，神経やグリア細胞のマーカーであるGFAPやNSEに陽性を示す．網膜視細胞のマーカーであるCRXに陽性を示し，二次がんとの鑑別に役立つ．網膜芽細胞腫は*RB1* 遺伝子変異が原因であり，pRB免疫染色を行うと健常網膜は陽性，腫瘍は陰性を示す．病理検査で重要なのは組織型より浸潤範囲であり，脈絡膜浸潤，篩状板を超える視神経浸潤は転移の危険因子である．

はじめに

網膜芽細胞腫は乳幼児の眼内(網膜)に生じる悪性腫瘍である．原因遺伝子は13番染色体にある*RB1* 遺伝子(以下，*RB1*)であり，例外として片側性の1％程度は*RB1* ではなく*MYCN* の増幅と報告されている[1]．それでは，網膜芽細胞腫の診断を行ううえで遺伝子の検査は必要であろうか．治療として眼球温存治療を行う場合，病理検査を行わずに治療をして良いのであろうか．関連腫瘍として二次がんを生じるが，どのような背景があるのか．本稿では，通常の形態学的病理検査に限定せず，病因論という意味の病理学の側面も含め論じたい．

一般的な診断・治療の流れと病理診断の位置づけ

1歳までに41％，3歳までに89％と，出生の早い時期に生じる[2]．また，平均して両側性は1歳前，片側性は2歳前後で診断される．乳幼児は症状の表出が難しいため，多くの場合は親が白色瞳孔・猫目等に気づき医療機関を受診する．眼科検査で眼底に白色隆起病変を認め，腫瘍内に石灰化を伴うことが多く，網膜剝離や網膜下播種，硝子体播種等，眼内で撒布されることも多い．我々眼科医は，これらの所見から網膜芽細胞腫と「臨床診断」し，治療方針を決めることになる．

眼内進行期，眼外浸潤期は，視機能が期待できず，治療の副作用も考慮すると眼球摘出が勧められる．眼球を摘出した場合には通常の病理検査が可能であり，「病理診断」される．

眼内の非進行期の場合は眼球温存治療の可能性を追求することになる．この場合「病理診断」されず，「臨床診断」に基づき治療を開始する．眼内初期病変はレーザーや冷凍凝固等，局所治療で制御を目指す．眼内進行期病変は初期化学療法，縮小後に眼動脈注入を含む局所治療で制御を目指す．難治例や，緑内障等，合併症を生じた場合には眼

* Shigenobu SUZUKI, 〒104-0045　東京都中央区築地5-1-1　国立がん研究センター中央病院眼腫瘍科，科長

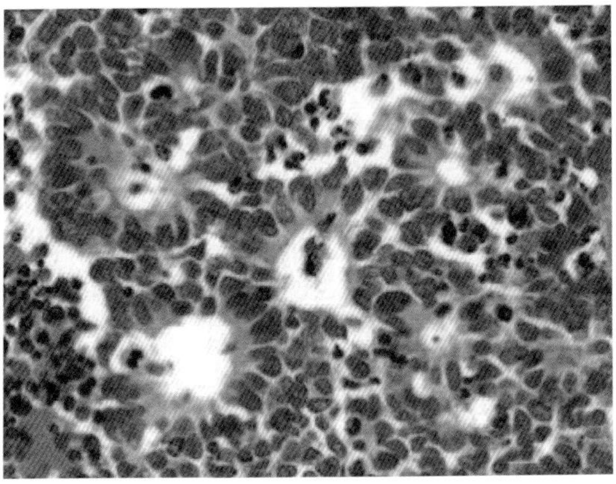

図 1. ロゼット形成
核は周辺部に偏在し，細胞質が中心に向かいロゼット状に配列している．中心部に空隙を有する Flexner-Wintersteiner 型である．

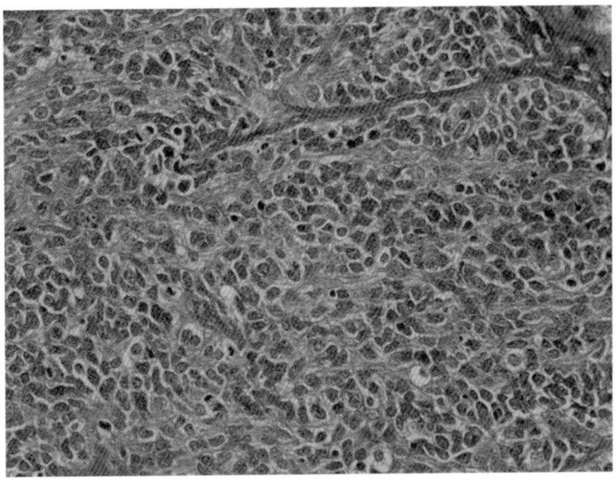

図 2. 未分化型
特定の構造を示さない，N/C 比の高い小型円形細胞が集簇している．

球摘出を行い，「病理診断」が確定する．眼球外浸潤や遠隔転移を認めた場合には，必要に応じ生検し病理学的に確認のうえ，強化化学療法，大量化学療法，末梢血幹細胞移植救援，局所放射線治療等，集学的治療を行う．

眼球温存治療を行う場合，針生検も含め生検は禁忌である．強膜という強固なバリア構造があり，網膜血管は脳と同様の tight junction があるため腫瘍細胞の血管内侵入が生じにくいということもあり，網膜芽細胞腫は眼球内に限局している場合(厳密には網膜硝子体に限局し脈絡膜等に浸潤していない場合)に転移を生じることは皆無である．生検を行うことはこのバリアを破壊し腫瘍を散布させ，転移を生じるリスクを増大させると考えられ，禁忌とされている．

網膜芽細胞腫の成り立ち

RB1 は，細胞周期を制御する pRB タンパクを産生する．1 細胞には 2 遺伝子座があり，その両方に変異・不活化を生じることで，健常な pRB が産生されなくなり，細胞周期を制御できなくなることによって細胞が腫瘍化し，網膜芽細胞腫を生じる．そもそも細胞周期が停止している細胞では細胞分裂につながらないため，成熟した網膜細胞はがん化せず，分裂能を有する未分化な網膜細胞(網膜芽細胞)ががん化する．そのため，網膜芽細胞腫は成人には生じず，乳幼児に生じると考えられる．

RB1 の不活化のみで腫瘍を生じるのか，その他の遺伝子やエピジェネティックの関与があるのか，報告は散見されるものの未確立であり，臨床像は単一遺伝子疾患として説明可能である．

一方，網膜細胞腫と呼ばれる，不活化した網膜芽細胞腫あるいは網膜芽細胞腫の良性バリアントの状態がある．網膜芽細胞腫の家族歴がある症例や，他眼に網膜芽細胞腫がある症例が多く，*RB1* の変異が強く疑われる．*RB1* の変異は網膜芽細胞腫発症の必要条件であるものの十分条件ではなく，悪性化にはその他の因子も関与していると思われる．

網膜芽細胞腫と病理診断

網膜芽細胞腫は分裂能を有する未分化な網膜細胞由来と考えられており，腫瘍細胞も網膜への分化を示すことが多い．分化型の場合は Flexner-Wintersteiner 型や Homer-Wright 型のロゼット形成(図 1)，Fleurette(花束状構造)等，視細胞への分化を示唆する構造を示す．これらは，腫瘍細胞が網膜の層構造・極性を有し，層状ではなく求心性あるいは花束状に配列した状態をみていると考えられる．未分化型の場合は，特定の配列を示さない小型円形細胞の集簇であるが(図 2)，細胞分裂が早く酸素依存性が高いことから，血管周囲増殖パターンを示し，血管から離れた部位では腫

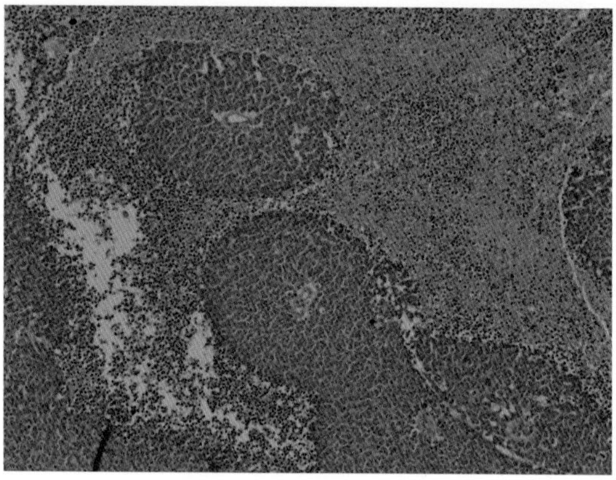

図 3. 血管中心性増殖
血管周囲に腫瘍細胞が増殖していて，血管から離れた部位は壊死を生じている．

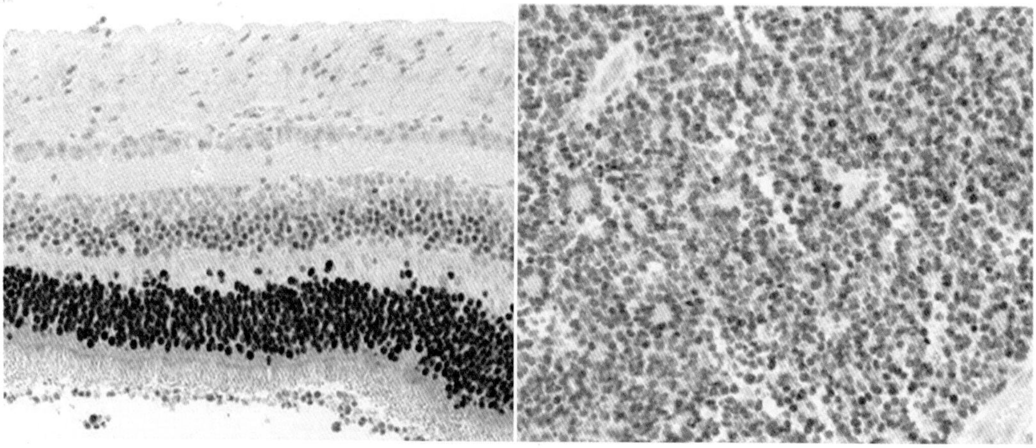

図 4. CRX 染色　a|b
a ：健常網膜は，外顆粒層，内顆粒層の細胞が染色される．
b ：腫瘍細胞は CRX 染色で陽性を示す．

瘍壊死を生じることが多く(図 3)，同部に石灰化を生じる．

小児の眼球内腫瘍で，ヘマトキシリン・エオジン(hematoxylin and eosin：HE)染色スライドで上記所見を確認できれば，診断は確定として良いと思われる．転移病変等，眼球外病変の診断には，HE 染色に加えて他の免疫染色も追加する．グリア細胞のマーカーである GFAP(glial fibrillary acidic protein)，神経細胞のマーカーである NSE(neuron specific enolase)の両方に陽性を示すことが多い．*CRX* 遺伝子(cone-rod homeobox-containing gene)は，網膜視細胞と松果体に特異的に発現する遺伝子であり，網膜視細胞における光反応および松果体におけるメラトニン合成に必須と考えられている．CRX 染色を行うと，健常網膜細胞と腫瘍細胞ともに陽性を示す[3](図 4)．

疾患の原因は *RB1* 欠失であることから，pRB の免疫染色を行うと，非腫瘍部の網膜は染色され，腫瘍組織は染色されないことになる(図 5)．実際には一部の腫瘍組織では染色されないことがあり，この一部は疾患の原因が *RB1* 変異ではなく *NMYC* 遺伝子の増幅であると考えられる[1]．

病理診断のもう 1 つの意義は，転移の予測である．未分化型ほど局所で増大速度が速いが，転移の生じやすさに関しては有意な関連性は同定されていない．重要なのは腫瘍の浸潤範囲である．網膜は脳の一部が突出して形成されていることから，脳における blood-brain barrier と同様，

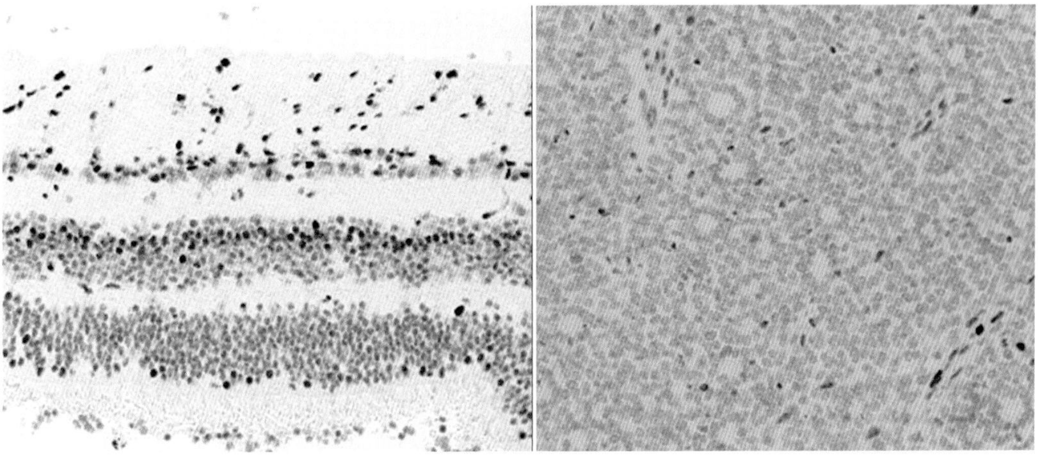

a | b

図 5. pRB 染色
a ：健常網膜は pRB 染色で陽性を示す.
b ：腫瘍細胞は *RB1* 欠失を反映し，pRB 染色で染まらない.

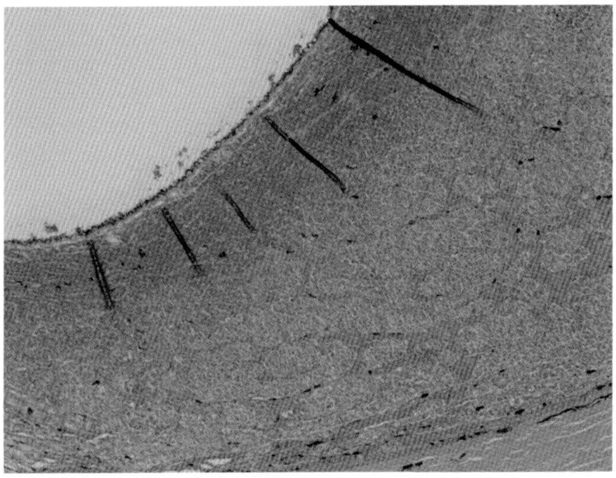

図 6. 脈絡膜浸潤
腫瘍が色素上皮下に浸潤し，腫瘍蜂巣を形成している.

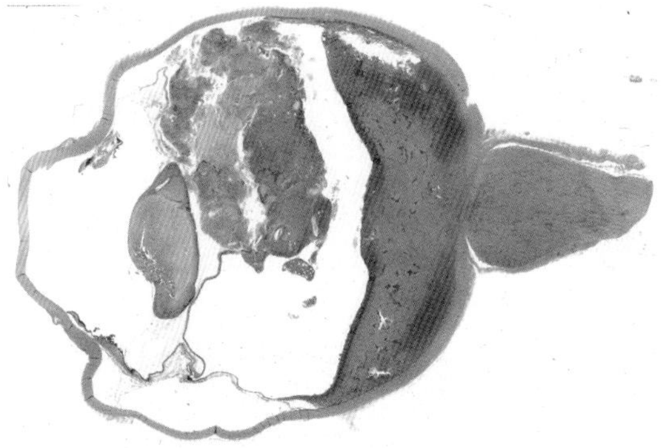

図 7. 視神経浸潤
眼球内に大きな腫瘍があり，腫瘍は篩状板を越え視神経浸潤を生じている.

blood-retinal barrier が存在し，異物の侵入を防ぐとともに，血管への浸潤が生じにくいと考えられる．そのため，硝子体播種，網膜下播種を生じたとしても，転移増加には直結しない．一方で，脈絡膜血管は窓構造(fenestration)があり，血管構造が疎であることから，脈絡膜浸潤(図 6)は血管内に入り全身へ撒布，すなわち血行性転移を生じる危険性がある．毛様体，虹彩も同様である．前房浸潤は隅角から結膜下へ浸潤し，領域リンパ節転移を生じる可能性がある．篩状板を越えた視神経浸潤(図 7)は脳転移や髄液播種等，中枢神経病変を生じる危険性がある．

病理検査は切片作成法により評価が異なる可能性がある．2009 年に摘出眼球の病理診断法に関する国際的なガイドライン論文が発表され[4]，これに基づきスライドを作製し，浸潤範囲の評価を行うことが推奨されている．現時点では，視神経断端陽性と強膜外浸潤は腫瘍細胞が残存していると判断され，後療法の絶対適応である[5]．断端陰性であっても，3 mm を越える脈絡膜浸潤と，篩状板を越える視神経浸潤は転移の危険性があると判断され，後療法の適応とすることが多い．実際にはあくまで相対的なリスクであり，後療法の判断は施設により異なっているのが現状である[6]．2022 年現在，リスク評価のための国際的な共同研究が計画されている．

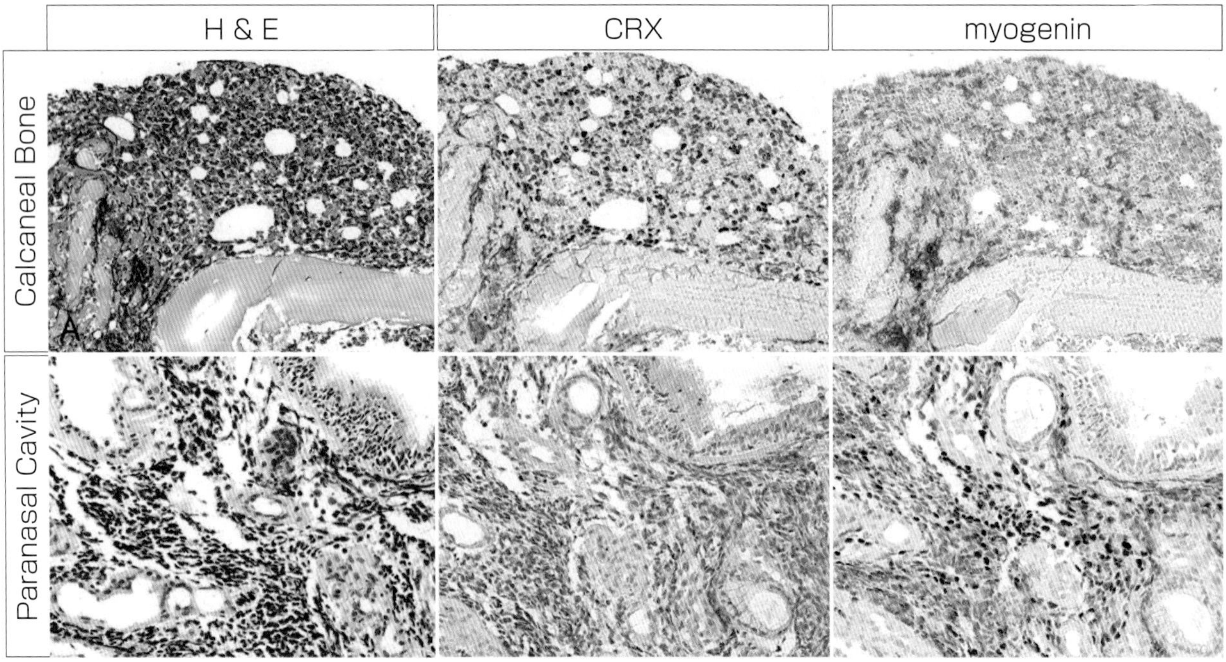

図 8. 転移と二次がんの鑑別
12 歳時の踵骨の腫瘍は，CRX 陽性(b)，myogenin 陰性(c)であった．3 歳時の副鼻腔腫瘍は，CRX 陰性(e)，myogenin 陽性(f)であった．

a	b	c
d	e	f

網膜芽細胞腫と遺伝子検査

現在の腫瘍の臨床現場では腫瘍の遺伝子診断が脚光を浴びている．例えば乳がん等という臓器や，扁平上皮癌という形態病理学に基づく治療戦略ではなく，腫瘍の原因となる遺伝子変異(いわゆるドライバー遺伝子変異)を検出し，それに対し特異的な治療を行うという治療戦略であり，がんゲノム医療と呼ばれている．主な腫瘍関連因子を網羅的に検査できるがん遺伝子パネル検査が保険収載され，実臨床として行われている．*RB1* もパネルに含まれている．

網膜芽細胞腫に関しては，前述のごとくほぼ *RB1* 単一遺伝子疾患であることがわかっており，また *RB1* の変異様式と腫瘍の悪性度・治療反応性の関連は示されていないため，疾患の診断および治療のために遺伝子診断を行う必要はなく，形態病理学で十分である．現在行われているのは遺伝学的検査と呼ばれるものであり，遺伝性であるか否かの判断に用いられている．これについては今回のテーマから外れるため割愛する．

実際の臨床では，*RB1* 変異に対する有効な治療アプローチはない．ただ，転移を生じた場合には集学的治療でも制御困難な場合があり，このような症例で遺伝子パネル検査を行い，*RB1* 以外の遺伝子変異が検出されれば治療につながる可能性がある．保存検体を用いた研究で，実際に複数の遺伝子変異は検出されたが(2016 年国際眼腫瘍学会で発表)，症例により異なる結果であり，腫瘍の多様性を反映しているものの治療につなげることは難しいと思われる．

網膜芽細胞腫と二次がん

RB1 の生殖細胞系列変異を有する場合，すなわち，すべての細胞において *RB1* の 1 遺伝子座が変異を有している場合には，複数の細胞において残りの 1 遺伝子座に変異を生じる可能性がある．眼球においては両側発症，多発性になる．眼球以外の細胞でこの変異を生じた場合，その細胞が分裂能を有していると制御が効かなくなりがん化する．これが両側性網膜芽細胞腫に二次がんを生じやすい背景と考えられる．実際には 20 年で

15.7%と報告されていて[7]，肉腫の頻度が高く，白人では悪性黒色腫の頻度も高い．

眼球外病変を生じた場合，転移と二次がんの鑑別は重要である．肉腫は小型円形細胞で，HE染色では鑑別が困難であり，骨肉腫，横紋筋肉腫，平滑筋肉腫等を念頭に種々の免疫染色を行い鑑別する．

転移，二次がんの診断で苦慮した症例

家族歴：父が両側性網膜芽細胞腫

現病歴：生後1か月，右眼部腫脹あり受診．右眼は腫瘍により緑内障を併発していて眼球摘出を行い，網膜芽細胞腫の確定診断を得た．左眼は多発腫瘍があり，全身化学療法，放射線治療，複数回の局所治療を行い，2歳3か月で寛解に至った．

3歳時，鼻出血，頬部腫脹あり，MRIで副鼻腔に腫瘍を認めた．転移を疑い生検を行ったが，myogenin陽性であり横紋筋肉腫（＝二次がん）の診断であり，全身化学療法を行い寛解に至った．

12歳時，踵の痛みを自覚，画像検査で踵骨に腫瘍を認めた．骨肉腫を疑い生検を行ったところ，CRX陽性であり，網膜芽細胞腫の晩期転移と診断され，全身化学療法を追加し寛解に至った．

病理検査の比較（図8）：12歳時の踵骨（calcaneal bone）の腫瘍は，CRX陽性，myogenin陰性であり，網膜芽細胞腫と同様の所見であった．一方で3歳時の副鼻腔の腫瘍は，CRX陰性，myogenin陽性であり，横紋筋肉腫の診断であった．免疫染色の有用性が実感された症例であった．

文　献

1) Rushlow DE, Mol BM, Kennett JY, et al：Characterisation of retinoblastomas without RB1 mutations：genomic, gene expression, and clinical studies. Lancet Oncol, **14**：327-334, 2013.

2) Committee for the National Registry of Retinoblastoma：The National Registry of Retinoblastoma in Japan（1983-2014）. Jpn J Ophthalmol, **62**：409-423, 2018.

3) Santagata S, Maire CL, Idbaih A, et al：CRX is a diagnostic marker of retinal and pineal lineage tumors. PLoS One, **4**(11)：e7932, 2009.

4) Sastre X, Chantada GL, Doz F, et al：Proceedings of the consensus meetings from the International Retinoblastoma Staging Working Group on the pathology guidelines for the examination of enucleated eyes and evaluation of prognostic risk factors in retinoblastoma. Arch Pathol Lab Med, **133**：1199-1202, 2009.

Summary 網膜芽細胞腫摘出眼球の標本の作製方法，脈絡膜浸潤や視神経浸潤の測定法等，病理診断の基準を示した文献．

5) 鈴木茂伸，柳澤隆昭：網膜芽細胞腫．小児がん診療ガイドライン2016年版（日本小児血液・がん学会編）．金原出版，pp. 153-197，2016.

6) Kaliki S, Shields CL, Cassoux N, et al：Defining High-risk Retinoblastoma：A Multicenter Global Survey. JAMA Ophthalmol, **140**：30-36, 2022.

Summary 転移の危険因子に関する施設間の認識の違いを明らかにした論文．著明な脈絡膜浸潤と篩状板を超える視神経浸潤はほとんどの施設で危険因子と判断されている．

7) 網膜芽細胞腫全国登録委員会：網膜芽細胞腫全国登録（1975-1982）．日眼会誌，**96**：1433-1442, 1992.

FAXによる注文・住所変更届け

改定：2015年1月

毎度ご購読いただきましてありがとうございます.

読者の皆様方に小社の本をより確実にお届けさせていただくために，FAXでのご注文・住所変更届けを受けつけております．この機会に是非ご利用ください.

◇ご利用方法

FAX専用注文書･住所変更届けは，そのまま切り離してFAX用紙としてご利用ください．また，注文の場合手続き終了後，ご購入商品と郵便振替用紙を同封してお送りいたします．**代金が5,000円をこえる場合，代金引換便とさせて頂きます**．その他，申し込み・変更届けの方法は電話，郵便はがきも同様です.

◇代金引換について

本の代金が5,000円をこえる場合，代金引換とさせて頂きます．配達員が商品をお届けした際に，現金またはクレジットカード･デビットカードにて代金を配達員にお支払い下さい(本の代金＋消費税＋送料)．(※年間定期購読と同時に5,000円をこえるご注文を頂いた場合は代金引換とはなりません．郵便振替用紙を同封して発送いたします．代金後払いという形になります．送料は定期購読を含むご注文の場合は頂きません)

◇年間定期購読のお申し込みについて

年間定期購読は，1年分を前金で頂いておりますため，代金引換とはなりません．郵便振替用紙を本と同封または別送いたします．送料無料，また何月号からでもお申込み頂けます.

毎年末，次年度定期購読のご案内をお送りいたしますので，定期購読更新のお手間が非常に少なく済みます.

◇住所変更届けについて

年間購読をお申し込みされております方は，その期間中お届け先が変更します際，必ずご連絡下さいますようよろしくお願い致します.

◇取消，変更について

取消，変更につきましては，お早めにFAX，お電話でお知らせ下さい.

返品は，原則として受けつけておりませんが，返品の場合の郵送料はお客様負担とさせていただきます．その際は必ず小社へご連絡ください.

◇ご送本について

ご送本につきましては，ご注文がありましてから約1週間前後とみていただきたいと思います．お急ぎの方は，ご注文の際にその旨をご記入ください．至急送らせていただきます．2～3日でお手元に届くように手配いたします.

◇個人情報の利用目的

お客様から収集させていただいた個人情報，ご注文情報は本サービスを提供する目的(本の発送，ご注文内容の確認，問い合わせに対しての回答等)以外には利用することはございません.

その他，ご不明な点は小社までご連絡ください.

株式会社 全日本病院出版会
〒113-0033 東京都文京区本郷3-16-4-7F
電話03(5689)5989　FAX03(5689)8030　郵便振替口座00160-9-58753

FAX 専用注文書

年　月　日

○印	MB　OCULISTA 5 周年記念書籍	定価(税込)	冊数
	すぐに役立つ眼科日常診療のポイント—私はこうしている—	10,450 円	

(本書籍は定期購読には含まれておりません)

○印	MB　OCULISTA	定価(税込)	冊数
	2023 年定期購読(No. 118～129：計 12 冊)(予約)(送料弊社負担)	41,800 円	
	2022 年＿月～12 月定期購読(No.＿～117：計＿冊)(送料弊社負担)		
	2021 年バックナンバーセット(No. 94～105：計 12 冊)(送料弊社負担)	41,800 円	
	No. 113　ステップアップ！黄斑疾患診療	3,300 円	
	No. 112　年代別・目的別 眼鏡・コンタクトレンズ処方—私はこうしている—	3,300 円	
	No. 111　基本から学ぶ！ぶどう膜炎診療のポイント	3,300 円	
	No. 110　どう診る？ 視野異常	3,300 円	
	No. 109　放っておけない眼瞼けいれん—診断と治療のコツ—	3,300 円	
	No. 108　「超」入門 眼瞼手術アトラス—術前診察から術後管理まで— 増大号	5,500 円	
	No. 107　眼科医のための薬理学のイロハ	3,300 円	
	No. 106　角結膜疾患における小手術—基本手技と達人のコツ—	3,300 円	
	No. 105　強度近視・病的近視をどう診るか	3,300 円	
	No. 96　眼科診療ガイドラインの活用法 増大号	5,500 円	
	No. 84　眼科鑑別診断の勘どころ 増大号	5,500 円	
	その他号数(号数と冊数をご記入ください) No.		

○印	書籍・雑誌名	定価(税込)	冊数
	目もとの上手なエイジング	2,750 円	
	美容外科手術—合併症と対策—	22,000 円	
	ここからスタート！眼形成手術の基本手技	8,250 円	
	超アトラス 眼瞼手術—眼科・形成外科の考えるポイント—	10,780 円	
	PEPARS No. 171 眼瞼の手術アトラス—手術の流れが見える— 増大号	5,720 円	
	PEPARS No. 147 美容医療の安全管理とトラブルシューティング 増大号	5,720 円	

お名前	フリガナ ㊞	診療科
ご送付先	〒　－ □自宅　□お勤め先	
電話番号		□自宅　□お勤め先

雑誌・書籍の申し込み合計 5,000 円以上のご注文は代金引換発送になります

—お問い合わせ先—
㈱全日本病院出版会営業部
電話 03(5689)5989

FAX 03(5689)8030

FAX 03-5689-8030
全日本病院出版会行

年　月　日

住所変更届け

お名前	フリガナ	
お客様番号		毎回お送りしています封筒のお名前の右上に印字されております8ケタの番号をご記入下さい。
新お届け先	〒　都道府県	
新電話番号	(　　)	
変更日付	年　月　日より	月号より
旧お届け先	〒	

※ 年間購読を注文されております雑誌・書籍名に✓を付けて下さい。

- □ Monthly Book Orthopaedics（月刊誌）
- □ Monthly Book Derma.（月刊誌）
- □ 整形外科最小侵襲手術ジャーナル（季刊誌）
- □ Monthly Book Medical Rehabilitation（月刊誌）
- □ Monthly Book ENTONI（月刊誌）
- □ PEPARS（月刊誌）
- □ Monthly Book OCULISTA（月刊誌）

FAX 03-5689-8030
全日本病院出版会行

Monthly Book **OCULISTA** バックナンバー一覧

2022.8. 現在

通常号 3,300 円(本体 3,000 円+税)　増大号 5,500 円(本体 5,000 円+税)

2019 年

No. 70 主訴から引く眼瞼疾患診療マニュアル 編／根本裕次
No. 71 歪視の診断と治療 編／今村 裕
No. 72 Brush up 眼感染症—診断と治療の温故知新— **増大** 編／江口 洋
No. 73 これでわかる自己免疫性眼疾患 編／堀 純子
No. 74 コンタクトレンズトラブルシューティング 編／糸井素純
No. 75 知っておきたい稀な網膜・硝子体ジストロフィ 編／堀田喜裕
No. 76 流涙を診たらどうするか 編／井上 康
No. 77 ロービジョンケア update 編／加藤 聡
No. 78 眼瞼形成手術—形成外科医の大技・小技— 編／村上正洋
No. 79 眼科医のための皮膚疾患アトラス 編／千貫祐子
No. 80 令和の白内障手術 編／小早川信一郎
No. 81 おさえておきたい新しい前眼部検査 編／山田昌和

2020 年

No. 82 眼科手術の適応を考える 編／溝田 淳
No. 83 知らずにすまない神経眼科疾患！ 編／中村 誠
No. 84 眼科鑑別診断の勘どころ **増大** 編／柳 靖雄
No. 85 よくわかる屈折矯正手術 編／稗田 牧
No. 86 眼科におけるリスクマネジメントのポイント 編／峰村健司
No. 87 ここまでできる緑内障診療 編／中澤 徹
No. 88 スマホと眼 Pros & Cons 編／猪俣武範
No. 89 眼科不定愁訴と疾患症候のギャップを埋める 編／﨑元 暢
No. 90 眼科開業の New Vision—医療界の変化を見据えて— 編／上田俊介・大木孝太郎・井上賢治
No. 91 職業性眼障害のマネージメント 編／近藤寛之
No. 92 再考！脈絡膜疾患診療 編／辻川明孝
No. 93 斜視—基本から実践まで— 編／杉山能子

2021 年

No. 94 達人に学ぶ！最新緑内障手術のコツ 編／谷戸正樹
No. 95 確かめよう！乱視の基礎 見直そう！乱視の診療 編／大内雅之
No. 96 眼科診療ガイドラインの活用法 **増大** 編／白根雅子
No. 97 ICL のここが知りたい—基本から臨床まで— 編／北澤世志博
No. 98 こども眼科外来 はじめの一歩—乳幼児から小児まで— 編／野村耕治・中西(山田)裕子
No. 99 斜視のロジック 系統的診察法 編／根岸貴志
No. 100 オキュラーサーフェス診療の基本と実践 編／近間泰一郎
No. 101 超高齢者への眼科診療—傾向と対策— 編／小野浩一
No. 102 水晶体脱臼・偏位と虹彩欠損トラブル 編／小早川信一郎
No. 103 眼科医のための学校保健ガイド—最近の動向— 編／柏井真理子
No. 104 硝子体混濁を見逃さない！ 編／池田康博
No. 105 強度近視・病的近視をどう診るか 編／馬場隆之

2022 年

No. 106 角結膜疾患における小手術—基本手技と達人のコツ— 編／小林 顕
No. 107 眼科医のための薬理学のイロハ 編／土至田 宏
No. 108 「超」入門 眼瞼手術アトラス—術前診察から術後管理まで— **増大** 編／嘉鳥信忠・今川幸宏
No. 109 放っておけない眼瞼けいれん—診断と治療のコツ— 編／木村亜紀子
No. 110 どう診る？ 視野異常 編／松本長太
No. 111 基本から学ぶ！ぶどう膜炎診療のポイント 編／南場研一
No. 112 年代別・目的別 眼鏡・コンタクトレンズ処方—私はこうしている— 編／野田 徹・前田直之
No. 113 ステップアップ！黄斑疾患診療—コツとピットフォールを中心に— 編／井上 真

各目次等の詳しい内容はホームページ(www.zenniti.com)をご覧ください.

次号予告(10月号)

知っておきたい！眼科の保険診療

編集企画／柿田眼科院長　　柿田　哲彦

No. 114　編集企画：
久保田敏昭　大分大学教授

Monthly Book OCULISTA　No. 114

2022年9月15日発行（毎月15日発行）
定価は表紙に表示してあります.
Printed in Japan

発行者　　末　定　広　光
発行所　　株式会社　**全日本病院出版会**
〒113-0033 東京都文京区本郷3丁目16番4号7階
電話 (03)5689-5989　Fax (03)5689-8030
郵便振替口座 00160-9-58753
印刷・製本　三報社印刷株式会社　　電話 (03)3637-0005
広告取扱店　㈱メディカルブレーン　電話 (03)3814-5980